Anke Kohmäscher
Annika Primaßin

Stottern therapieren

Ein Ratgeber von der Kindheit bis zum Erwachsenenalter

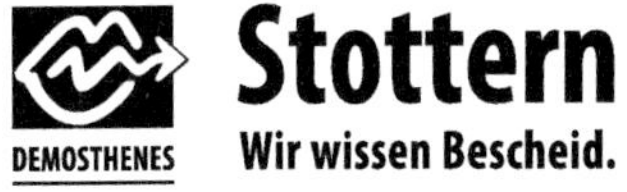

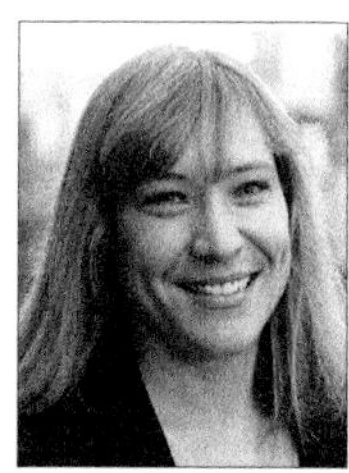

Prof. Dr. Anke Kohmäscher ist Logopädin und Professorin für Therapiewissenschaften an der FH Münster. Sie schloss 2005 eine Spezialisierung zur Stottertherapeutin am CIOOS in Antwerpen (Belgien) ab und arbeitete in verschiedenen Praxen mit dem Schwerpunkt kindliches Stottern. Seit ihrer Promotion an der RWTH Aachen befasst sie sich in Forschung und Lehre ausführlich mit dem Thema Stottern und leitete von 2018-2022 die Versorgungsstudie PMS KIDS.

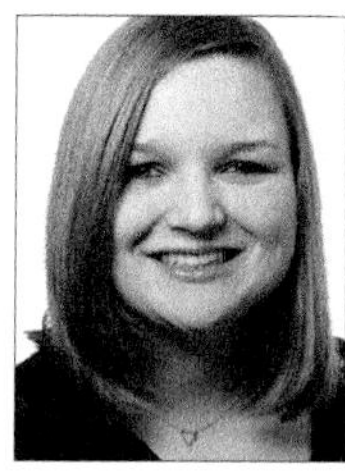

Dr. Annika Primaßin ist Logopädin und untersuchte in ihrer Dissertation die Auswirkungen einer intensiven Stottertherapie auf Gehirnstrukturen und -funktionen stotternder Menschen. Sie war an der FH Münster als Projektkoordinatorin der Versorgungsstudie PMS KIDS tätig. Aktuell lehrt sie im Rahmen einer Vertretungsprofessur an der FH Münster und arbeitet als stellvertretende Fachbereichsleitung an der Schule für Logopädie am Universitätsklinikum Münster.

Impressum

Lektorat und Korrekturen: Dorothea Beckmann und Wolfgang Rieker
Satz & Layout: Marion Stelter, Leipzig
Umschlaggestaltung: Marion Stelter, Leipzig
Foto Titelseite: AdobeStock/Pixel-Shot
Druck: docupoint magdeburg
1. Auflage 2023
2. Auflage 2026
Printed in Germany

ISBN 978-3-921897-95-9

Liebe Leserin, lieber Leser,

Sie sind also aktuell auf der Suche nach einer Stottertherapie für sich bzw. für Ihr Kind – oder denken zumindest darüber nach. Keine leichte Entscheidung, womöglich gehen Ihnen gerade viele Fragen durch den Kopf: Welche Therapie ist für mich bzw. mein Kind geeignet? Worauf sollte ich bei der Auswahl einer Therapieform achten? Und was macht eigentlich eine gute Stottertherapie aus? Mit unserer *Entscheidungshilfe zur Stottertherapie*[1] bieten wir als Betroffenenverband bereits eine erste Orientierung. Viel tiefgreifender gelingt dies mit dem vorliegenden Ratgeber, der Ihnen einen aktuellen Überblick über die verschiedenen Therapieansätze und -formen im Bereich von Stottern geben soll.

Als Selbsthilfevereinigung und Interessenvertretung stotternder Menschen wissen wir aus eigener Erfahrung nur zu gut, wie wichtig es ist, sich vor Beginn einer Therapie ausreichend und eingehend zu informieren. Die einzelnen Therapieansätze unterscheiden sich mitunter deutlich voneinander – mal steht das Erlernen von Sprechtechniken im Vordergrund, mal geht es primär um den Angstabbau beim Sprechen. Egal ob als jugendlicher oder erwachsener Stotternder oder als Elternteil eines stotternden Kindes sollten Sie wissen und verstehen, was in der Therapie passiert und was Sie erwartet. Eine Stottertherapie erfordert neben dem Wunsch und dem Mut zur Veränderung auch meist viel Zeit, Arbeit und Ausdauer. Der begleitende Austausch in der Selbsthilfe kann zudem nach unserer Erfahrung eine gute Unterstützung zur Therapie sein.

Der vorliegende Ratgeber stellt Ihnen nicht nur verschiedene seriöse Therapieansätze im Bereich der Stottertherapie vor, sondern gibt Ihnen auch Entscheidungskriterien für die Wahl einer Therapieform an die Hand. Durch persönliche Erfahrungswerte von Betroffenen und TherapeutInnen erhalten Sie außerdem einen lebendigen Eindruck in einzelne Therapiekonzepte.

Wir wünschen Ihnen nun viel Freude bei der Lektüre des Buches und freuen uns, wenn wir Ihnen mit unserem Therapieratgeber bei Ihrer Entscheidungsfindung für eine Stottertherapie weiterhelfen können!

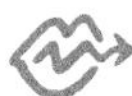

Ihre Bundesvereinigung Stottern & Selbsthilfe e.V.

[1] siehe Entscheidungshilfe Stottertherapie der BVSS (2021) unter: www.bvss.de/stottern/therapie

1. Einleitung

„Wie finde ich eine gute Stottertherapie?“ – So oder so ähnlich könnte die Frage lauten, die sich von Stottern Betroffene oder deren Angehörige stellen, wenn sie sich therapeutische Untersützung erhoffen. Genau bei diesem Prozess soll der vorliegende Ratgeber Unterstützung bieten, jedoch auch, wenn man beispielsweise unzufrieden mit der aktuellen Therapie ist oder nach einer früheren Therapie etwas Neues ausprobieren möchte.

Als Stottertherapeutinnen und Wissenschaftlerinnen wissen wir, dass es auf diese Frage keine leichte bzw. schnelle Antwort gibt. Stottern ist eine Beeinträchtigung in der Kommunikation, die vielschichtig ist und individuell sehr unterschiedlich ausfällt. Dazu kommt, dass Stottern spätestens ab dem Jugendalter als eine chronische Erkrankung angesehen werden muss, die nicht geheilt werden kann. Und so überrascht es auch nicht, dass es in Deutschland wie auch in anderen Ländern ein sehr vielfältiges Therapieangebot gibt, hinter dem unterschiedliche Auffassungen über die Behandlung von Stottern stehen. Die gute Nachricht dabei ist: Es gibt nicht die eine Stottertherapie, die allen gleich gut hilft. Stattdessen helfen anerkannte Stottertherapien vielen Betroffenen, jedoch in unterschiedlicher Weise. Solche Stottertherapien werden in diesem Ratgeber schwerpunktmäßig dargestellt – es sind die sogenannten verhaltenstherapeutischen Stottertherapien, die in vielen Ländern und seit vielen Jahren etabliert und vielfach wissenschaftlich überprüft sind. Wir erheben in dieser Darstellung keinen Anspruch auf Vollständigkeit, doch der/die LeserIn wird feststellen, dass die dargestellten Therapien viele Gemeinsamkeiten aufweisen, die die Qualität einer Stottertherapie ausmachen.

Für interessierte LeserInnen bieten die Kapitel 2 und 3 grundlegende Informationen zu Stottern und Stottertherapie. Eltern von Kindern, die kürzlich angefangen haben zu stottern, erhalten hier Antworten auf sich häufig stellende Fragen zum Verlauf (Kapitel 2.5) und zur Prognose (Kapitel 2.7). Die oben erwähnten verhaltenstherapeutischen Stottertherapien werden in ihren Grundzügen sowohl für Erwachsene (Kapitel 3.3.1 – 3.3.3) als auch für Kinder (Kapitel 3.3.4) erläutert und helfen dabei, die konkreten Therapieprogramme und -konzepte (Kapitel 4) besser zu verstehen. Unbedingt empfehlen wir allen LeserInnen das Kapitel 3.6 zu Merkmalen einer guten Stottertherapie.

Wir wünschen uns, dass die Ausführungen in diesem Ratgeber zum Stottern und seiner Therapie dazu beitragen, ExpertIn in eigener Sache zu werden und fundierte Entscheidungen treffen zu können. Denn ein besserer Wissensstand über das Phänomen Stottern nimmt dem Stottern viel von seiner Macht. Scheuen Sie sich nicht davor, therapeutische Angebote kritisch zu hinterfragen, denn es geht um nicht weniger als Ihre Gesundheit und Lebensqualität bzw. die eines Angehörigen.

Münster, im September 2022

Anke Kohmäscher und Annika Primaßin

2.1 Einordnung

In der Logopädie werden verschiedene Störungen der Kommunikation wie beispielsweise Sprach-, Sprech-, Stimm- und Hörstörungen unterschieden. Bei den sogenannten Sprechstörungen können Laute nicht korrekt und fließend artikuliert werden – zu diesem Störungskomplex gehört Stottern. Die fließende Artikulation von Lauten, Silben und Wörtern wird auch als Redefluss bezeichnet (Abbildung 1), weshalb Stottern den Redeflussstörungen zugeordnet wird.

Bei Erwachsenen ist ein ungestörter Redefluss die meiste Zeit gegeben. Jedoch sprechen alle Menschen, v. a. Kinder, auch zeitweise unflüssig, z.B. wenn sie Pausen machen, sich verhaspeln, nach Worten suchen etc. – dieses unflüssige Sprechen gehört zum normalen Redefluss. Abzugrenzen vom unflüssigen Redefluss ist der gestörte Redefluss, bei dem ungewollte Unterbrechungen in Form von Wiederholungen, Dehnungen und/oder Blockaden auftreten.

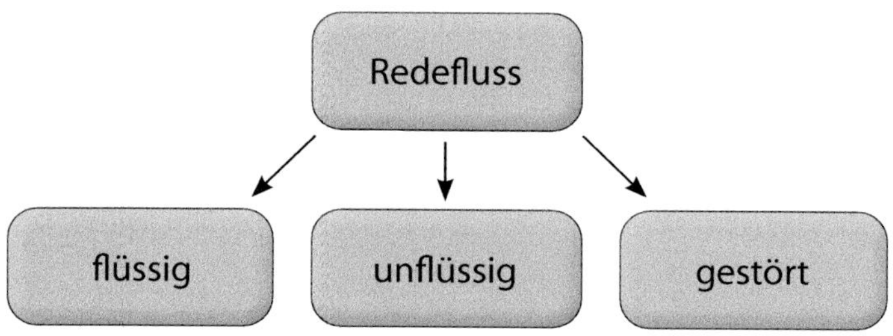

Abbildung 1: Formen des Redeflusses

Neben dem Stottern gehört das Poltern, welches sich insbesondere durch ein hohes und ggf. unregelmäßiges Sprechtempo sowie eine undeutliche Sprechweise auszeichnet, zu den Redeflussstörungen (Natke & Kohmäscher, 2020). Stottern und Poltern treten in etwa einem Drittel aller Fälle gemeinsam auf; auf die spezifische Behandlung des Polterns wird jedoch in diesem Ratgeber nicht eingegangen.

Für das Verständnis von Stottern ist auch bedeutsam, dass sich dieses überwiegend in der Kindheit entwickelt, jedoch auch noch im Erwachsenenalter erstmalig auftreten kann. Letzteres ist in der Regel entweder Folge einer hirnorganischen Erkrankung (*neurogenes Stottern*) oder einer psychischen Störung (*psychogenes Stottern*). Dieses „erworbene“ Stottern tritt deutlich seltener auf und unterscheidet sich in Bezug auf die Symptomatik und Ursachen vom gängigen „ideopathischen“ Stottern. In diesem Ratgeber beziehen sich die folgenden Ausführungen auf jenes Stottern, das in der Kindheit erstmalig auftritt.

2.2 Vorkommen

Bereits im jungen Kindesalter sind etwas mehr Jungen vom Stottern betroffen als Mädchen, allerdings ist das Verhältnis noch recht ausgewogen (Yairi & Ambrose, 2013). Mit zunehmender Dauer des Stotterns verändert sich dieses Verhältnis jedoch zu Ungunsten der Jungen, so dass bei älteren Kindern und Erwachsenen 4-5 männlichen Betroffenen nur eine weibliche Betroffene gegenübersteht (Bloodstein, Ratner & Brundage, 2021).

Stottern beginnt in den meisten Fällen vor dem 5. Lebensjahr und betrifft etwa 5% aller Kinder. Der früheste Beginn kann bei ca. 18 Monaten liegen, allerdings treten die ersten Stottersymptome meistens zwischen zwei und sechs Jahren auf. Diese ersten Stottersymptome können entweder ganz plötzlich von einem auf den anderen Tag auftreten oder sich schleichend zeigen. Während bei einem plötzlichen Beginn Eltern häufig von einem auslösenden Ereignis wie Umzug, Scheidung oder Geburt eines Geschwisterkindes (vgl. Kap. 2.5) berichten, können sie sich bei einem schleichenden Beginn gar nicht erinnern, wann das Stottern genau angefangen hat. Für die Prognose und Behandlung macht die Art des Beginns keinen Unterschied.

Angaben zur Prävalenz des Stotterns, also zur Häufigkeit seines Vorkommens in der Bevölkerung, unterscheiden sich. Dies hat damit zu tun, in welchem Land, in welcher Altersgruppe und auf welche Art die Daten erhoben wurden. Interessanterweise kommt Stottern aber in allen Kulturen und Ländern weltweit annähernd gleich häufig vor. Als typischer Wert für die Prävalenz von Stottern wird immer noch ca. 1% angenommen, das heißt, dass durchschnittlich eine oder einer von 100 Menschen stottert. Da viele Kinder ihr Stottern überwinden, nimmt das Vorkommen von Stottern bei älteren Kindern bis hin zu Erwachsenen ab.

2.3 Symptomatik

Wie eingangs erwähnt, ist es bei der Beschreibung der Symptomatik notwendig, zwischen verschiedenen Formen eines auffälligen Redeflusses zu unterscheiden. In der Literatur werden beispielsweise Wiederholungen von Wörtern oder Satzteilen, Satzkorrekturen, Floskeln oder Pausen als normale oder funktionelle Unflüssigkeiten bezeichnet. Diese Unflüssigkeiten entstehen durch die hohe Anforderung zeitgleich zu überlegen, was man sagen möchte, es im Kopf zu formulieren (Sprachplanung) und auszusprechen. Aufgrund der sich noch entwickelnden Sprachfähigkeiten treten sie besonders häufig bei jungen Kindern, jedoch auch bei Erwachsenen auf. Manche bezeichnen diese Unflüssigkeiten als „Entwicklungsstottern“. Diese Beschreibung trifft jedoch nicht zu, da es sich nicht um stottertypische Symptome handelt und diese bei stotternden und nicht-stotternden Personen auftreten (Natke & Kohmäscher, 2020).

Im Gegensatz dazu sind die stottertypischen Sprechunflüssigkeiten charakteristisch für das Sprechen stotternder Personen. Zu berücksichtigen ist hierbei, dass die Sprechflüssigkeit als eine Bandbreite anzusehen ist, welche von vollständig flüssigem Sprechen über normal unflüssiges Sprechen bis hin zu stottertypisch unflüssigem Sprechen reicht. Nicht nur für Laien, sondern auch für Experten ist es in Einzelfällen schwierig zu entscheiden, ob eine Unflüssigkeit eher als normal unflüssig oder stottertypisch einzuordnen ist.

Um die Symptome des Stotterns in ihrer Komplexität zu verstehen, bietet sich eine Einteilung in äußere und innere Symptome an. Der Vergleich mit einem Eisberg veranschaulicht dabei sehr schön die äußeren Symptome als hör- und sichtbares Verhalten oberhalb des Wassers, welches jedoch in vielen Fällen nur „die Spitze des Eisbergs" darstellt (Abbildung 2). Die inneren Symptome, also Gefühle, Gedanken und Einstellungen, befinden sich unter der Wasseroberfläche und bilden die Basis des Eisbergs. Sie können in ihrer Ausprägung wesentlich schwerwiegender sein als das, was äußerlich wahrnehmbar ist.

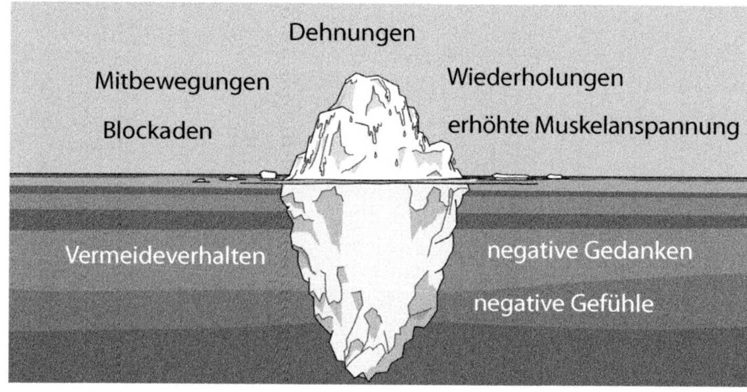

Quelle: Mote Oo Education / Pixabay.com

Abbildung 2: Eisberg-Modell zur Veranschaulichung äußerer und innerer Symptome des Stotterns

2.3.1 Kernsymptome

Kernsymptome, auch Kernverhalten oder stottertypische Unflüssigkeiten genannt, unterscheiden sich von den normalen Unflüssigkeiten insbesondere dadurch, dass der fließende Übergang von einem Laut zu einem anderen Laut innerhalb eines

Wortes unterbrochen ist. Diese Kernsymptome treten unfreiwillig auf, dienen nicht dem Zeitgewinn und rufen beim Sprecher das Gefühl eines Kontrollverlustes hervor (Sandrieser & Schneider, 2015). Zu den Kernsymptomen werden in der Regel Laut- und Silbenwiederholungen, Dehnungen und Blockaden (auch Blocks oder Blockierungen genannt) gezählt (Abbildung 3).

Bei Lautwiederholungen wird häufig der erste Laut eines Wortes wiederholt, zum Beispiel „I-i-ich“. Silbenwiederholungen betreffen hingegen eine ganze Silbe, wie z.B. „Ma-Ma-Mama“. Auch komplette Wiederholungen einsilbiger Wörter werden zu stottertypischen Unflüssigkeiten gezählt, wenn das Wort mehr als drei Mal wiederholt wird und diese Wiederholungen schnell und unrhythmisch klingen („wenn-wenn-wenn-wenn“). Eine Dehnung liegt vor, wenn ein Laut länger als erwartet gezogen wird, wie zum Beispiel in „Fffffußball“ oder „Iiiich“. Eine Blockade ist gekennzeichnet durch die Unterbrechung des Atemflusses, während ein Laut ausgesprochen wird. Diese Unterbrechung kann hörbar (z.B. über ein Stimmknarren) oder unhörbar sein. Von Pausen unterscheiden sich Blockaden durch die erhöhte Anspannung in den beteiligten Muskeln, die mal mehr und mal weniger von außen sichtbar ist. Wiederholungen, Dehnungen und Blockaden können einzeln oder auch als Mischformen, z.B. eine Wiederholung mit einer Dehnung (W-W-Wwwwasser) auftreten.

Wiederholung
I-i-ich habe Hunger.
Ma-Ma-Mama, kommst du mal?
Ich ich ich ich habe Hunger.
Dehnung
Fffffußball spielen ist mein Hobby.
Iiiiich habe Hunger.
Blockade
__Ich habe Hunger.

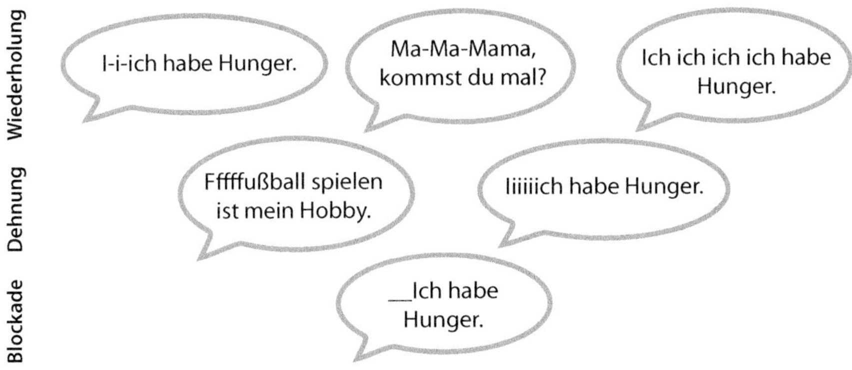

Abbildung 3: Beispiele für die unterschiedlichen Kernsymptome

Typisch für Stottern sind starke Schwankungen der Symptomatik (Bloodstein et al., 2021). So kann ein Kind einige Wochen stottern und plötzlich gar keine Symptome mehr zeigen. Nach einiger Zeit treten diese dann plötzlich wieder auf. Auch für Erwachsene sind Schwankungen der Symptome charakteristisch, jedoch kommt es weniger häufig zu komplett flüssigen Sprechphasen. Auch sind flüssigere Sprechphasen meist kürzer und dauern vielleicht nur ein bis mehrere Tage an. Die Häufigkeit und Ausprägung der Schwankungen sind individuell sehr verschieden.

2.3.2 Sekundärsymptome

Von den Kernsymptomen zu unterscheiden ist die Sekundärsymptomatik, teilweise auch Begleitsymptomatik genannt (Guitar, 2019). Diese sekundären Symptome entstehen als Reaktion auf die Kernsymptome, indem der/die Betreffende versucht, das Stottern zu vermeiden bzw. ihm vorzubeugen oder ein Symptom so schnell wie möglich zu überwinden (Abbildung 4). Während diese Sekundärsymptome anfangs eher zufällig entstehen, so entwickeln sie sich relativ schnell zu eingeschliffenen Verhaltens- und Bewegungsmustern, die fortbestehen, auch wenn sie sich nicht mehr als hilfreich erweisen.

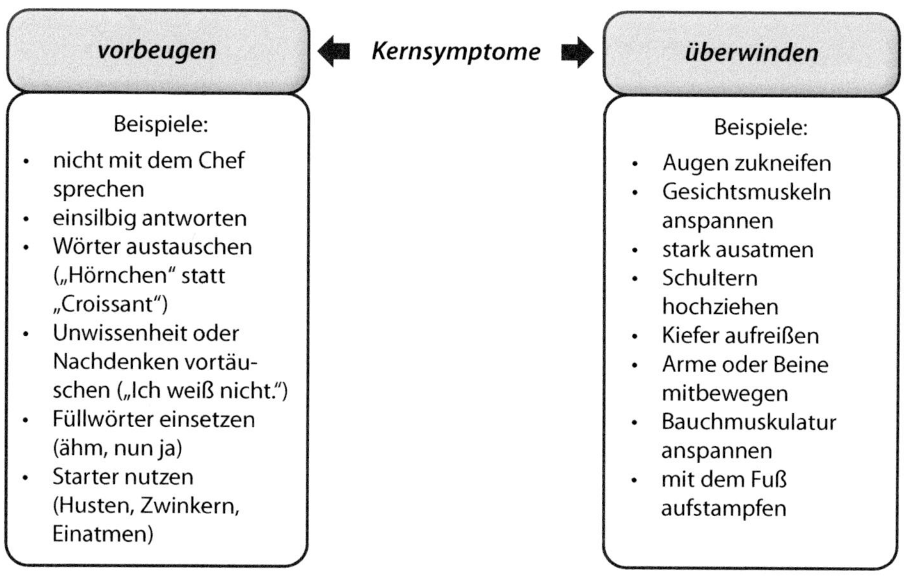

Abbildung 4: Entstehungsprozess von Sekundärsymptomen als Reaktion auf Kernsymptome

Das Vermeidungsverhalten umfasst alle Verhaltensweisen, mit denen Kernsymptome unterdrückt, versteckt oder kaschiert werden sollen. Beim situativen Vermeidungsverhalten werden Situationen, wie z.B. das Telefonieren, vermieden, da die Befürchtung besteht, in dieser Situation zu stottern. Personengebundenes Vermeidungsverhalten zeigt sich in der Angst, bei bestimmten Personen, wie z.B. dem Chef, zu stottern und es wird folglich versucht, den Kontakt zu diesen Personen zu minimieren. Im Alltag sind situatives und personengebundenes Vermeidungsverhalten nicht immer klar voneinander zu trennen, da die Angst zu stottern ja immer in Kommunikationssituationen und somit gegenüber Personen auftritt. Sprachliches Vermeidungsverhalten äußert sich durch das Austauschen gefürchteter Laute oder Wörter, aber auch durch einsilbige Antworten, Vortäuschen von Unwissenheit („Ich weiß nicht.") und bei Kindern durch singendes oder skandierendes Sprechen. Ist es nicht möglich, ein bestimmtes Wort zu vermeiden, wird dieses häufig hinausgezögert (Aufschubverhalten), indem eine Pause eingelegt wird oder vorangehende Wörter, Satzteile oder Floskeln (z.B. „ähm", „nun ja", „eben") wiederholt werden. Damit verbunden ist die Hoffnung, das gefürchtete Wort zu einem späteren Zeitpunkt flüssig aussprechen zu können, wenn sich die (An)Spannung reduziert hat.

Eine weitere Vorbeugestrategie ist das Nutzen sogenannter Starter. Beispiele sind Zwinkern mit den Augen, Aufblähen der Nasenflügel, Schnappatmung, Schlucken, Husten oder Voranschieben eines zusätzlichen Lautes („D – morgen") – alles Verhaltensweisen, um kurz vor einem gefürchteten Stotterereignis die Spannung zu senken und das Wort doch flüssig aussprechen zu können.

Sekundärsymptome zur Überwindung von Stotterereignissen treten dann auf, wenn es nicht gelungen ist, das Stottern zu verhindern und das Symptom so schnell wie möglich beendet werden soll. Sichtbar wird dies durch erhöhte Muskelanspannung und Mitbewegungen von nicht am Sprechen beteiligten Muskeln (Begleitverhalten), z.B. Stirnrunzeln, Zukneifen der Augen, forciertes Ausatmen. Jedoch können auch weitere Körperteile beteiligt sein wie zum Beispiel bei Kopf- und Armbewegungen, Verkrampfung der Bauchmuskulatur oder Aufstampfen des Fußes. Bei besonders hoher Muskelanspannung entsteht ein Tremor, der sich durch unwillkürliches, rhythmisch schnell wiederholendes Zusammenziehen einander entgegenwirkender Muskelgruppen, häufig im Kieferbereich, äußert. Besser verständlich werden diese Verhaltensweisen im Bild der „Schubladen-Analogie": Wenn eine Schublade klemmt und sich nicht sofort öffnen lässt, neigt man dazu, mit etwas Gewalt an den Griffen zu ruckeln, bis sie schließlich doch aufgeht. Genau diesen erhöhten Kraftaufwand gebrauchen Stotternde, wenn sie ein Wort nicht flüssig aussprechen können.

Allen Sekundärsymptomen gemeinsam ist, dass sie relativ automatisiert und unbewusst auftreten. Wenn sie erstmalig angewendet werden, erweisen sie sich oft als hilfreich, da durch sie z.B. ein Stotterereignis erfolgreich vermieden oder frühzeitig beendet wurde. Dieser Erfolg verstärkt über sogenannte Konditionierungsprozesse die erneute Verwendung dieser Strategien in ähnlichen Situationen. Obwohl sich diese Verhaltensweisen in der Regel schnell nicht mehr als gewinnbringend, also förderlich für die Sprechflüssigkeit, erweisen, werden sie dann häufig unbewusst und automatisiert fortgeführt. Insbesondere bei Erwachsenen kann die Sekundärsymptomatik deutlich ausgeprägter sein als die Kernsymptome des Stotterns und hat einen großen Anteil am Leidensdruck.

2.3.3 Innere Symptome

Während die Sekundärsymptome zumindest zum Teil als Verhaltensweisen von außen erkennbar sind und damit zum oberen Teil des Eisbergs (Abbildung 2) gehören, zählen die inneren Symptome des Stotterns ausschließlich zu jenem Teil des Eisbergs, der unter Wasser liegt und damit verborgen ist. Innere Symptome des Stotterns umfassen Gefühle und Einstellungen und entwickeln sich durch die Erfahrungen, die ein Kind und später ein Erwachsener mit seinem Stottern in unterschiedlichen Situationen sammelt. Die wohl typischsten Gefühle, die mit dem Stottern einhergehen, resultieren aus dem Erleben eines Kontrollverlustes und zeigen sich in Hilflosigkeit, Angst, Scham, Verlegenheit, Schuldgefühlen, Frustration, Wut und vielem mehr. Das Ausmaß und die Art der Gefühle sind individuell sehr unterschiedlich und auch geprägt durch die Zuhörerreaktionen auf das Stottern in unterschiedlichsten Kommunikationssituationen. Damit einhergehend ist das Risiko, eine soziale Angststörung zu entwickeln, bei stotternden Erwachsenen erhöht (Natke & Kohmäscher, 2020).

Neben diesen Gefühlen gehen Menschen, die stottern, auch eine Vielzahl von zumeist negativen Gedanken durch den Kopf („Bei diesem Wort stottere ich garantiert." „Was soll der andere von mir denken?" „Er hält mich bestimmt für einen Idioten."), die vor, während und nach einer Sprechsituation sehr unterschiedlich ausfallen können. Im Laufe der Zeit verfestigen sich diese Gedanken zu einer negativen Einstellung in Bezug auf das eigene Sprechen, die eigene Person, die Erwartung zu stottern und die Reaktionen von Zuhörern (Guitar, 2019).

Auch wenn innere Symptome des Stotterns für Außenstehende nicht ersichtlich sind, haben sie für den Stotternden eine immense Bedeutung und müssen immer im Zusammenhang mit den äußerlich sicht- oder hörbaren Symptomen betrachtet werden.

2.4 ICF-orientierte Betrachtung der Symptomatik

Die Symptomatik des Stotterns zeichnet sich durch ihre Komplexität und Individualität aus. Ein Rahmenmodell, anhand dessen Stottern mit allen Facetten gut dargestellt werden kann, ist die *International Classification of Functioning, Disability and Health (ICF)* (Deutsches Institut für medizinische Dokumentation und Information [DIMDI], 2005). Die ICF bietet für alle Krankheiten und Gesundheitsstörungen eine einheitliche Art und Weise, deren individuellen Folgen darzustellen (Abbildung 5).

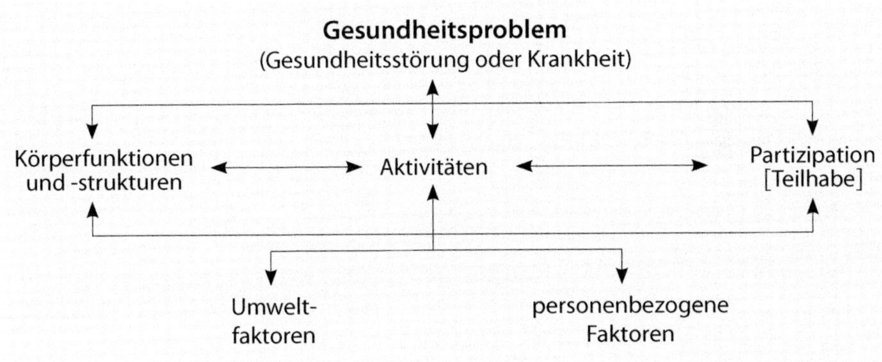

Abbildung 5: Wechselwirkungen zwischen den Komponenten der ICF (DIMDI, 2005)

So lassen sich in dem Modell die beobachtbaren Kern- und Sekundärsymptome den Körperfunktionen zuordnen, während die inneren Symptome (Gefühle, Einstellungen) als personbezogene Faktoren beschrieben werden können (Yaruss & Quesal, 2004). Auch die Umweltfaktoren, z.B. die Unterstützung von Angehörigen oder Fachleuten sowie die Einstellungen und Reaktionen anderer gegenüber dem Stottern, spielen eine wesentliche Rolle. Wechselwirkungen zwischen diesen Komponenten sorgen dafür, dass ein stotternder Mensch in unterschiedlichem Ausmaß in alltäglichen Aktivitäten und der Teilhabe am sozialen Leben eingeschränkt sein kann. Für die logopädische Diagnostik und Therapie des Stotterns stellt das Modell eine bedeutende Unterstützung dar, weil mit seiner Hilfe die individuellen Einschränkungen im Alltag differenzierter dargestellt und in der Therapieplanung entsprechend berücksichtigt werden können (Rapp, 2007). Eine ICF-orientierte Stottertherapie muss dementsprechend über eine ausschließliche Fokussierung auf die Sprechflüssigkeit hinausgehen, was im Übrigen auch den Empfehlungen der Leitlinie Redeflussstörungen (Kap. 3.5) entspricht (Neumann et al., 2016).

2.5 Verlauf

Stottern zeichnet sich nicht nur durch eine unterschiedlich schwere Symptomatik und situative Schwankungen, sondern auch durch seine Progredienz aus. Dies bedeutet, dass die Symptomatik in der Regel vom Kindes- zum Erwachsenenalter zunimmt, wobei auch hier Ausnahmen bestehen. Barry Guitar (2019), ein amerikanischer Therapeut und ehemaliger Professor, der selbst stottert, schlägt eine Einteilung in verschiedene Alters- bzw. Entwicklungsstufen des Stotterns vor, die diese Veränderung der Symptomatik bei längerem Bestehen gut illustrieren. Während auf der ersten Stufe der „Normalen Unflüssigkeiten" so gut wie keine Stottersymptome bestehen, treten diese beim sogenannten „Grenzwertigen Stottern" etwas häufiger, wenn auch oft schwankend, auf. Typische Kernsymptome sind Wiederholungen, die das Kind nicht zu bemerken scheint oder bei denen es höchstens überrascht ist, dass es nicht so schnell weiterreden kann. Guitar betont, dass sich bei Kindern Symptome des grenzwertigen Stotterns über Wochen mit normalen Unflüssigkeiten abwechseln können. Einige Kinder zeigen nach einer Weile keine Kernsymptome mehr, während sich bei anderen Kindern die Symptome in Richtung „Beginnendes Stottern" entwickeln. Einige behalten Symptome grenzwertigen Stotterns bis zum Erwachsenenalter, ohne dass sie hierfür jemals eine Stottertherapie in Anspruch nehmen. Ab dem beginnenden Stottern treten zusätzlich zu den Kernsymptomen mehr und zunehmend ausgeprägte Sekundärsymptome auf. Ab dem Entwicklungsstadium „Intermediäres Stottern" treten die inneren Symptome zunehmend in den Vordergrund.

Nicht jede/r lässt sich mit seinem/ihrem Stottern eindeutig einer Stufe zuordnen; manchmal ist eine Zuordnung gar nicht möglich. Dennoch ist die Einteilung auch für die Therapieplanung hilfreich, um eine adäquate Maßnahme auszuwählen.

Tabelle 1: vereinfachte Darstellung der Entwicklungsstadien des Stotterns nach Guitar (2019, S. 149)

	Kern-symptome	Sekundär-symptome	Innere Symptome	Alters-bereich
Normale Unflüssigkeiten	kaum	keine	keine	1,5 - 6 Jahre
Grenzwertiges Stottern	wenig, locker	keine	meist keine, ggf. ab und zu überrascht	1,5 - 6 Jahre
Beginnendes Stottern	Wiederholungen mit Anspannung, ggfs. Blockaden	ja (z.B. Augen zukneifen)	gelegentlich leichte Frustration	2 - 8 Jahre
Intermediäres Stottern	alle, insbesondere Blockaden	ja (z.B. Kiefer aufreißen und Wörter austauschen)	negative Gefühle	6 -13 Jahre
Fortgeschrittenes Stottern	lange, angespannte Blockaden, ggfs. Tremor	ja (z.B. Arme oder Beine mitbewegen, Füllwörter einsetzen und Wörter austauschen)	negative Gefühle, negative Einstellung bzw. Selbstkonzept	14 Jahre und älter

Wie aus der Tabelle ersichtlich, nimmt im Verlauf der Entwicklung die Anzahl an Kernsymptomen sowie deren Länge und Spannungsgrad zu. Die Sekundärsymptome sowie innere Symptome entwickeln sich erst bei längerem Bestehen des Stotterns und werden zunehmend ausgeprägter. Hierzu passen Erkenntnisse aus Studien, dass das Risiko gehänselt oder gemobbt zu werden im Schulalter zunimmt und Erwachsene häufiger über Beeinträchtigungen der Lebensqualität berichten (Natke & Kohmäscher, 2020). Auch hier ist jedoch zu betonen, dass diese Entwicklung nicht zwangsläufig erfolgt und beispielsweise stotternde Jugendliche in ihren Klassen sehr gut integriert und akzeptiert sein können (Adriaensens, van Waes & Struyf, 2017).

2.6 Ursache

In der Gesellschaft sind immer noch viele falsche Annahmen über die Ursachen des Stotterns verbreitet. Dem stehen umfangreiche wissenschaftliche Studien gegenüber, die viele solcher Überzeugungen entkräften konnten: So entsteht Stottern weder durch eine geringe Intelligenz oder elterliche Vernachlässigung, noch ist es Ausdruck einer psychischen Krise (Natke & Kohmäscher, 2020).

Die jahrzehntelange wissenschaftliche Auseinandersetzung weist vielmehr darauf hin, dass mehrere Faktoren bei der Entstehung von Stottern beteiligt sind. Technische Fortschritte im Bereich der Humangenetik und Neurowissenschaften haben in den letzten Jahren maßgeblich zu neuen Erkenntnissen beigetragen. Diese zeigen, dass es für Stottern meistens eine genetische Veranlagung gibt, die weitervererbt werden kann (Guitar, 2019; Neumann et al., 2016). Studien zufolge macht dieser genetische Einfluss ca. 70-80% aus (Natke & Kohmäscher, 2020), allerdings entwikkelt sich Stottern nur im Zusammenspiel mit weiteren Umwelteinflüssen (Guitar, 2019). Diese wiederum sind sehr divers und noch nicht eindeutig bestimmt. Es scheint allerdings sicher, dass beispielsweise der sprachliche Umgang von Eltern mit ihrem Kind nicht hauptsächlich verantwortlich für die Entstehung von Stottern ist (Neumann et al., 2016). Weiterhin ist deutlich zu betonen, dass der erbliche Faktor eine Remission (Überwindung) des Stotterns, sei es durch Reifung oder Therapie, nicht ausschließt.

Bildgebende Verfahren (z.B. MRT, Magnetresonanztomographie) haben zum einen neuroanatomische Unterschiede zwischen Erwachsenen, die stottern, und solchen Erwachsenen, die nicht stottern, gezeigt. Zum anderen werden bei stotternden Erwachsenen beim Sprechen Hirnareale in der rechten Hirnhälfte stärker aktiviert, während bei nicht-stotternden Erwachsenen eher Bereiche der linken Hirnhälfte aktiv sind. Bislang ist nicht abschließend geklärt, ob diese Unterschiede bereits zu Beginn des Stotterns vorliegen oder sich mit der Entwicklung des Stotterns herausbilden (Natke & Kohmäscher, 2020).

Sowohl viele Betroffene als auch Eltern stotternder Kinder bewegt die Frage nach der Ursache verständlicherweise sehr. Eltern fragen sich, ob sie das Stottern hätten verhindern können, ob sie etwas falsch gemacht haben oder möglicherweise Schuld am Stottern ihrer Kinder sind. Bei diesen Fragen kann eine Unterscheidung disponierender, auslösender und aufrechterhaltender Faktoren hilfreich sein (Natke, 2012). Während disponierende Faktoren die genetische Veranlagung betreffen, treten auslösende Faktoren mehr oder weniger zeitgleich mit den ersten Stottersymptomen auf. Dies könnten zum Beispiel ein vorheriger Umzug, der Tod eines Familienmitglieds oder die Geburt eines Geschwisterkindes sein. Trotz des zeitlichen Zusammenhangs sind derartige auslösende Faktoren nicht allein für die Entstehung des Stotterns verantwortlich und ohnehin nicht zu ändern. Auch Verhaltensweisen von Eltern zum Zeitpunkt der Entstehung des Stotterns sind nicht ursächlich für das Stottern und somit trifft die Eltern auch keine Schuld am Stottern ihres Kindes. Jedoch können Eltern eine wichtige Rolle im weiteren Verlauf spielen. Für die Therapie sind nämlich sogenannte aufrechterhaltende Faktoren viel entscheidender, da eine Beeinflussung dieser Faktoren die Wahrscheinlichkeit erhöht, das Stottern wieder zu verlieren. Beispiele hierfür können ein ruhiges Sprechtempo, ein altersgemäßes Sprachvorbild mit ausreichend Pausen für den Sprecherwechsel sowie ein offener und gelassener Umgang mit Stottersymptomen sein. Auch wenn also eine ursachenorientierte Stottertherapie (derzeit) nicht möglich ist, so können therapeutische Maßnahmen dennoch eine sehr gute Wirkung erzielen (vgl. Kapitel 3).

2.7 Prognose

Bei zahlreichen Kindern kommt es zu einer Remission, also Überwindung des Stotterns (Kap. 2.2), bei einigen mit Hilfe von Therapie, bei anderen auch ohne therapeutische Intervention. Eine Remission des Stotterns kann dann festgestellt werden, wenn Stottersymptome für einen Zeitraum von mindestens 12 Monaten nicht mehr vorliegen bzw. die vorliegenden stottertypischen Unflüssigkeiten unter 3% der gesprochenen Silben liegen (Neumann et al., 2016). Es wird zwischen spontaner Remission (ohne Therapie oder Beratung) und assistierter Remission (mit Therapie und/ oder Beratung) unterschieden. Die Wahrscheinlichkeit einer Remission des Stotterns ist im Vorschulalter mit ca. 70-80% am höchsten und nimmt danach stetig und deutlich ab (Bloodstein et al., 2021; Neumann et al., 2016). Im Erwachsenenalter ist dann eine spontane vollständige Überwindung des Stotterns so gut wie ausgeschlossen.

Auch wenn individuelle Vorhersagen für ein Kind nicht möglich sind, so sind aus der Forschung doch bestimmte Risikofaktoren bekannt, die die Entwicklung eines überdauernden Stotterns begünstigen. Für die Beratung von Eltern und die Rechtfertigung einer (früh-)kindlichen Stottertherapie gegenüber Ärzten bzw. Krankenkassen ist die Beurteilung dieser Risikofaktoren durch Fachleute sehr sinnvoll. Eine Zusammenstellung von Risikofaktoren findet sich in Tabelle 2. Prinzipiell haben Jungen eine höhere Wahrscheinlichkeit ein überdauerndes Stottern zu entwickeln als Mädchen. Das Vorkommen von Stottern in der Familie stellt einen weiteren Risikofaktor dar. Allerdings haben Kinder mit remittierten Angehörigen eine höhere Chance, ihr Stottern zu überwinden als Kinder, deren Familienmitglieder chronisch stottern. Kinder, deren Stottern vor dem 3. Geburtstag beginnt, haben wiederum eine höhere Remissionswahrscheinlichkeit als Kinder, bei denen das Stottern nach diesem Zeitpunkt auftritt. Außerdem ist die Remissionsrate in den ersten zwei Jahren, insbesondere innerhalb der ersten 6-12 Monate nach Auftreten der Störung am höchsten. Kinder, deren Stottersymptomatik innerhalb der ersten zwölf Monate nach erstmaligem Auftreten ohne logopädische Behandlung einen Abwärtstrend zeigt, haben deutlich höhere Chancen auf eine Remission als Kinder, deren Symptomatik stabil bleibt oder zunimmt. Ein zunehmender, erhöhter Leidensdruck des Kindes kann einen Kreislauf aus Anstrengung, Frustration, Vermeidung und Angst in Gang setzen, der die Aufrechterhaltung der Stottersymptomatik begünstigt. Schlussendlich stellen weitere sprachliche Beeinträchtigungen, wie eine Aussprachestörung (bei ca. 1/3 aller stotternden Kinder der Fall) oder Sprachentwicklungsstörung einen Risikofaktor für überdauerndes Stottern dar. Allerdings ist auch eine vorzeitige Sprachentwicklung ein Risikofaktor für chronisches Stottern, da die betreffenden Kinder in ihren motorischen Fähigkeiten (Zusammenarbeit der Sprechmuskeln) der Komplexität ihrer Sprache noch nicht gewachsen sind.

Tabelle 2: Risikofaktoren für chronisches Stottern (Darstellung in Anlehnung an Lattermann, 2011, S. 8)

Kategorie	Risiko für Chronizität
Geschlecht	Für Jungen höher als Mädchen
Beginn der Störung (Dauer seit Beginn des Stotterns)	<6 Monate = geringes Risiko 6-12 Monate = erhöhtes Risiko >12 Monate = hohes Risiko
Vorkommen von Stottern in der Familie	nein = geringes Risiko ja/remittiert = erhöhtes Risiko ja/persistierend = hohes Risiko
Alter bei Beginn der Störung	2-3 Jahre = geringes Risiko 3-4 Jahre = erhöhtes Risiko >4 Jahre = hohes Risiko
Verlauf der Störung	Abnahme der Symptomatik = geringes Risiko Stabile Symptomatik = erhöhtes Risiko Zunahme der Symptomatik = hohes Risiko
Leidensdruck des Kindes	Nein = geringes Risiko Ja = erhöhtes Risiko
Phonologische Entwicklung (Aussprache)	Altersgemäß = geringes Risiko Verzögert/abweichend = erhöhtes Risiko
Sprachliche Entwicklung	Altersgemäß = geringes Risiko Überdurchschnittlich = erhöhtes Risiko Unterdurchschnittlich = erhöhtes Risiko

3.1 Notwendigkeit einer Therapie

Nicht jedes Kind, das Stottersymptome zeigt, ist auch therapiebedürftig. Gerade bei grenzwertigem Stottern (siehe Tabelle 1) ist die Wahrscheinlichkeit einer Remission durchaus hoch. Ein „Abwarten", wie es häufig von Ärzten empfohlen wird, kann allerdings dazu führen, dass ein Therapiebedarf (z.B. bei weiter zunehmendem Leidensdruck und gesteigerter innerer und äußerer Symptomatik) verkannt wird und wertvolle Handlungszeit für die Therapie verstreicht. Die Einschätzung des Therapiebedarfs unter Abwägung der Wahrscheinlichkeit einer spontanen Remission ist nicht einfach (vgl. Kapitel 2.7); dies sollte auch den Eltern so mitgeteilt werden. Die Risikofaktoren oben in Tabelle 2 geben einen ersten Anhaltspunkt; ansonsten ist jedoch der Leidensdruck von Eltern und/oder Kind bzw. dem Erwachsenen ausschlaggebend. Während bei Erwachsenen selten die Notwendigkeit einer Therapie in Frage gestellt wird, ist dies bei sehr jungen Kindern noch immer häufig der Fall. Eltern sollten versichert sein, dass eine Stottertherapie auch im Alter von 2 Jahren möglich ist und sich dadurch die Stottersymptome nicht verstärken. Im Gegenteil: Wenn das Kind unter dem Stottern leidet, verstärkt die Tabuisierung des Stotterns die Entwicklung von Sekundärsymptomen.

Hilfreich ist der Vergleich mit dem Erlernen des Fahrradfahrens. Auch hier fallen Kinder immer mal wieder hin, manche häufiger und manche selten, stehen dann aber wieder auf und versuchen es weiter. Letzteres tun sie insbesondere dann, wenn sie von ihren Eltern getröstet und anschließend bestärkt werden, einen weiteren Versuch zu unternehmen. Auch beim Stottern erlebt ein Kind ein Stolpern während des Sprechens, was mehr oder weniger verunsichernd wirken kann. Eltern, die dies aufgreifen und ggf. kurz kommentieren ohne zu dramatisieren (z.B. „Das Wort ist gehüpft – nicht schlimm, das passiert einfach manchmal.") ermutigen ihr Kind, Stottersymptome als „kleine Stürze" auf dem Weg der Sprachentwicklung betrachten zu können.

Ob eine Stottertherapie erforderlich ist, muss in erster Instanz ein Arzt entscheiden, der auch die erforderliche Heilmittelverordnung für logopädische Therapie ausstellt. Eltern sollten dabei immer ihrem Gefühl trauen und ihren Arzt um eine Verordnung zur logopädischen Abklärung (Diagnostik) bitten, wenn sie dies für erforderlich halten.

3.2 Historische Entwicklung

Blickt man in die Literatur zu therapeutischen Ansätzen in der Behandlung des Stotterns, so zeigt sich, dass die Stottertherapie eine lange Tradition hat (Abbildung 6). Bereits Ende des 19. Jahrhunderts etablierten sich im englischsprachigen Raum die sogenannten „stammering schools". Auch in Deutschland wurden erste Behandlungsansätze wie die Kaumethode und Schattensprechen erprobt (Natke & Kohmäscher, 2020). Obwohl Heilungsversprechen in dieser Zeit üblich waren, wirkten sich die Therapiemethoden, die zum Teil absurd anmuteten (z.B. Fußstampfen, Singsang-Sprechen, Kaubewegungen, langes Schweigen) bestenfalls kurzfristig positiv auf die Sprechflüssigkeit aus. In der Regel kam es schnell zu Rückfällen, für die nicht selten die PatientInnen verantwortlich gemacht wurden. Heute kann man die Wirkung damaliger Therapien mit dem sogenannten Maskeradeneffekt gut erklären: Fast jegliche Form der Verfremdung des eigenen Sprechens (z.B. flüsternd, singend, rhythmisiert) führt zunächst zu einer Reduktion von Kernsymptomen, allerdings lässt dieser Effekt nach einer Zeit der Gewöhnung nach und Stottersymptome treten wieder auf (Natke & Kohmäscher, 2020).

Ab den 1920er Jahren verbreiteten sich psychotherapeutische Ansätze, wobei die Psychoanalyse zunächst dominierte, da die Ursache des Stotterns in einem seelischen Konflikt gesehen wurde. Obwohl diese Ursachenzuschreibung nicht mehr aktuell ist, werden psychotherapeutische Verfahren bis heute zur Behandlung des Stotterns eingesetzt. Ab den 1930er Jahren verbreitete sich in den USA der erste verhaltenstherapeutische Therapieansatz *Stuttering Modification*, der von Charles Van Riper entwickelt wurde. Van Riper hatte von seinem zweiten Lebensjahr an selbst gestottert und in seiner Jugend mehrere erfolglose Therapien an stammering schools durchlaufen. Später war er auf der Suche nach wirksameren Therapiemethoden, unterrichtete ab 1963 an der Western Michigan University in Kalamazoo (USA) und gründete dort eine Klinik. In Abgrenzung zu den vorherrschenden Therapien dieser Zeit zielte Stuttering Modification nicht auf eine schnelle Erhöhung der Sprechflüssigkeit, sondern auf ein angst- und vermeidungsfreies Sprechen sowie auf ein Stottern ohne Anstrengung. Erst in den 1970er Jahren verbreitete sich der Ansatz, im Deutschen *Stottermodifikation* genannt, im deutschsprachigen Raum (Van Riper, 2016) und zählt seitdem zu den am häufigsten eingesetzten Therapieverfahren. Eine zweite verhaltenstherapeutische Behandlung stellt das *Fluency Shaping* dar, das in den 1950er Jahren ebenfalls in den USA entwickelt wurde und später in Deutschland wie auch anderen Ländern Verbreitung fand. Wie der Begriff andeutet, liegt der Fokus dieses Therapieansatzes stärker auf der Sprechflüssigkeit und deren systematischem Aufbau. Lange Zeit erschienen die Ansätze der Stottermodifikation und des Fluency Shaping konträr und unvereinbar. Ab den 1990er Jahren wurden zunehmend kombinierte Verfahren entwickelt und umgesetzt, bei denen wirksame Bestandteile beider Therapieansätze in einem Therapieverfahren integriert wurden. Heute zählen Stuttering Modification, Fluency Shaping wie auch kombinierte Verfahren international zu den am besten untersuchten und am weitesten verbreiteten Stottertherapieansätzen.

Kinder, die stottern, wurden früher zunächst gar nicht therapiert. Später entstanden aus den etablierten, sogenannten verhaltenstherapeutischen Therapieansätzen zunehmend Adaptionen für stotternde Kinder. Außerdem wurden neue Therapieverfahren (z.B. indirekte Therapie, *Lidcombe*-Therapie) spezifisch für stotternde Kinder entwickelt.

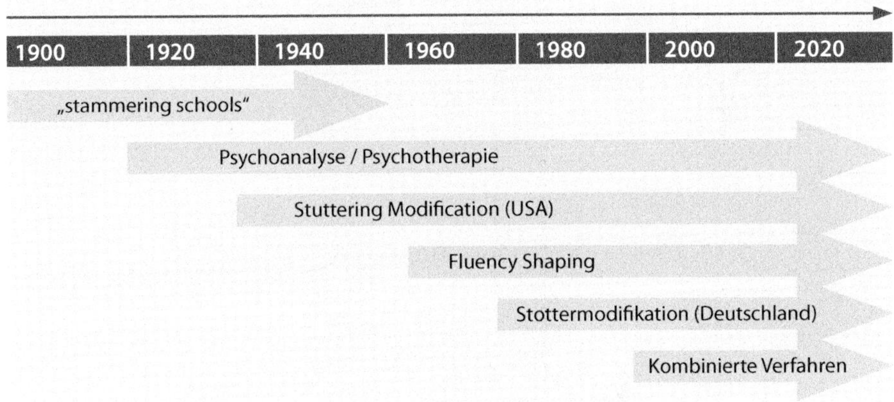

Abbildung 6: Ansätze der Stottertherapie seit 1900

3.3 Verhaltenstherapeutische Therapieansätze

Sowohl in der Vergangenheit als auch heute gab und gibt es eine Vielzahl unterschiedlicher Therapieangebote zur Behandlung des Stotterns. Die dabei verwendeten Methoden variieren auch in Abhängigkeit von der Sichtweise auf Stottern und auf die ihm zugrundeliegenden Mechanismen (Bloodstein et al., 2021). Trotz dieser Vielfalt kristallisiert sich in der wissenschaftlichen Literatur eine begrenzte Anzahl an Therapieansätzen heraus, die sich wiederholt als wirksam erwiesen haben (Neumann et al., 2016). Aus diesem Grund erhebt dieser Therapieratgeber keinen Anspruch auf Vollständigkeit in der Darstellung von Therapieangeboten, sondern stellt die sprachtherapeutischen Verfahren vor, die sich den anerkannten verhaltenstherapeutischen Therapieansätzen zuordnen lassen.

Sowohl in der Therapie von stotternden Kindern als auch Erwachsenen haben sich jeweils zwei Ansätze zur Behandlung des Stotterns etabliert (Blomgren, 2013). Während bei Kindern direkte Therapie von indirekter Therapie unterschieden wird, haben sich bei Erwachsenen Stuttering Modification und Fluency Shaping als Hauptansätze etabliert (vgl. Kap. 3.2). Beiden Altersgruppen ist gemeinsam, dass kombinierte Verfahren der Hauptrichtungen entwickelt wurden (Abbildung 7). Alle Ansätze sollen nun zunächst allgemein beschrieben werden, bevor in Kapitel 4 konkrete Therapieverfahren, die diesen Ansätzen zuzuordnen sind, näher erläutert werden.

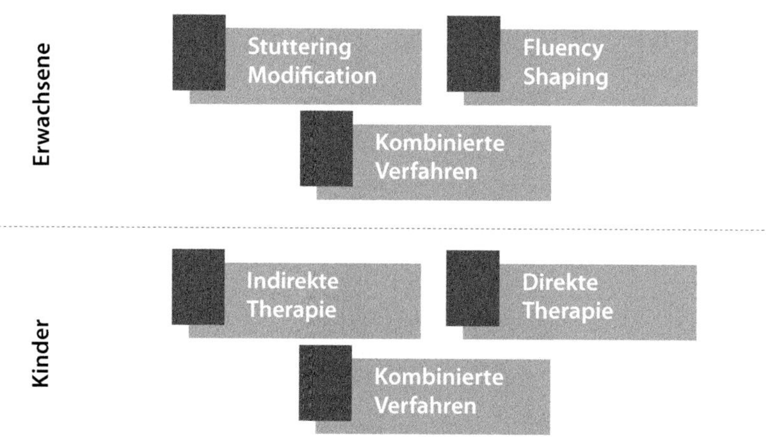

Abbildung 7: Verhaltenstherapeutische Ansätze zur Behandlung von Stottern

3.3.1 Stottermodifikation

Es existieren unterschiedliche Bezeichnungen für den Ansatz *Stuttering Modification* bzw. im Deutschen *Stottermodifikation*, die synonym verwendet werden können. Sehr ähnlich ist der Begriff *Stuttering Management*, der darauf hinweist, dass hier die Auseinandersetzung mit dem Stottern, nicht die mit dem flüssigen Sprechen, wesentlich ist. In Andenken an den Begründer ist die Bezeichnung *Van-Riper-Therapie* ebenso häufig wie der eingedeutschte englische Begriff *Non-Avoidance-Therapie bzw. Nicht-Vermeide-Ansatz*. Letzterer weist auf die Überzeugung Van Ripers hin, dass das Vermeiden von Stottern einen Großteil des Leidensdrucks bewirke und daher der Abbau des Vermeidungsverhaltens ein zentrales Ziel einer Stottertherapie sein sollte. Um dies zu ermöglichen, sollen erstens Ängste im Zusammenhang mit Stottern abgebaut werden, zweitens eine Akzeptanz des Stotterns entwickelt werden und drittens ein Stottern mit weniger Anstrengung erreicht werden (Blomgren, 2013). Van Riper unterschied in seinem Therapiekonzept ursprünglich vier Phasen, die aufeinanderfolgend durchlaufen werden sollten (Abbildung 8).

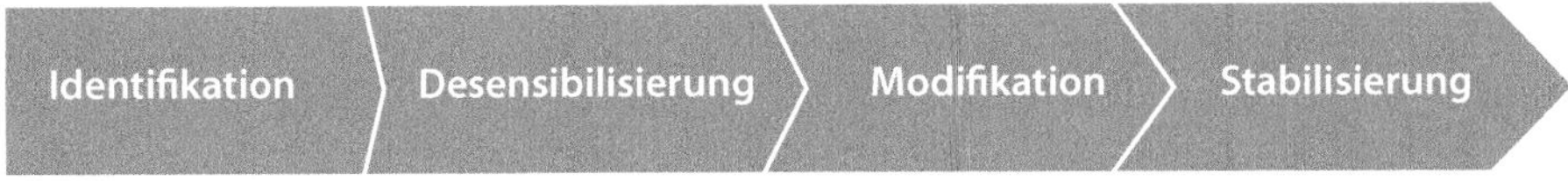

Abbildung 8: Therapiephasen der Stottermodifikation

In der *Identifikationsphase* lernt der Patient, seine Kern- und Sekundärsymptomatik sowie psychischen Reaktionen zu erkennen und auf eine objektive und neutrale Weise zu beschreiben. Durch diese Auseinandersetzung und Bewusstmachung gelingt es, erste Verhaltensweisen, die nicht förderlich sind, abzubauen und dadurch die Einstellung zum eigenen Stottern zu verändern.

Die Übergänge zur anschließenden *Desensibilisierungsphase* sind fließend und dienen der expliziten Reduktion negativer Gefühle sowie der weiteren Veränderung der eigenen Einstellungen. Der Begriff Desensibilisierung ist der Psychotherapie entnommen und bezeichnet eine Konfrontation mit angstauslösenden Reizen. So bedeutet beispielsweise Desensibilisierung bei Höhenangst, dass Therapeut und Klient schrittweise eine Gewöhnung an Höhenangst auslösende Situationen erarbeiten. In Bezug auf Stottern erfordert die Desensibilisierung eine Konfrontation mit dem eigenen Stottern, indem der Betreffende zum Beispiel absichtlich Stotterereignisse produziert. Bei diesem absichtlichen Stottern, auch Pseudostottern genannt, behält man die Kontrolle über das eigene Sprechen. So können negative Gefühle nach und nach abgebaut werden. Zwei verschiedene Herangehensweisen der Desensibilisierung haben sich dabei als gleich wirksam erwiesen: beim *Flooding* wird der Patient mit einer sehr stark angstauslösenden Situation konfrontiert und vom Therapeuten begleitet, bis die Angst nachgelassen hat. Im Gegensatz dazu erfolgt bei der *systematischen Desensibilisierung* eine schrittweise Konfrontation mit angstauslösenden Situationen, wobei mit den weniger angstauslösenden Situationen begonnen wird. Es erfolgt eine Steigerung zu Situationen, die mehr Angst auslösen (Angsthierarchie). Da Stottern an sich in der Regel angstauslösend ist, sind auch die verschiedenen Sprechsituationen des Alltags für stotternde Menschen häufig mit Angst verbunden. Daher reicht es in der Stottermodifikation nicht aus, im therapeutischen Setting absichtlich zu stottern, sondern es müssen gefürchtete Kommunikationssituationen gezielt aufgesucht und bearbeitet werden. Wesentlich ist dabei auch die Thematisierung von Zuhörerreaktionen und ein möglicher Umgang mit negativen Reaktionen.

Weiterhin ist eine generelle Enttabuisierung des Themas Stottern ein Bestandteil der Desensibilisierung, indem geübt wird, Stottern in unterschiedlichen Situationen und mit unterschiedlichen Menschen anzusprechen. Erfolge der Desensibilisierungsphase zeigen sich zum einen in einem Abbau des Vermeidungsverhaltens im Alltag sowie zum anderen einer größeren Toleranz gegenüber Stottersymptomen. Wenn das Vermeidungsverhalten zu Beginn der Stottertherapie sehr ausgeprägt war, kann es während bzw. nach der Desensibilisierung zu einer Zunahme an Kernsymptomen bei gleichzeitiger Abnahme von Sekundärsymptomen kommen – dies ist ein gewünschter Effekt.

In der darauffolgenden *Modifikationsphase* werden die Kernsymptome des Stotterns bearbeitet. Der Klient lernt Techniken, um noch bestehende, längere Kernsymptome, insbesondere Blockaden, zu modifizieren (Abbildung 9).

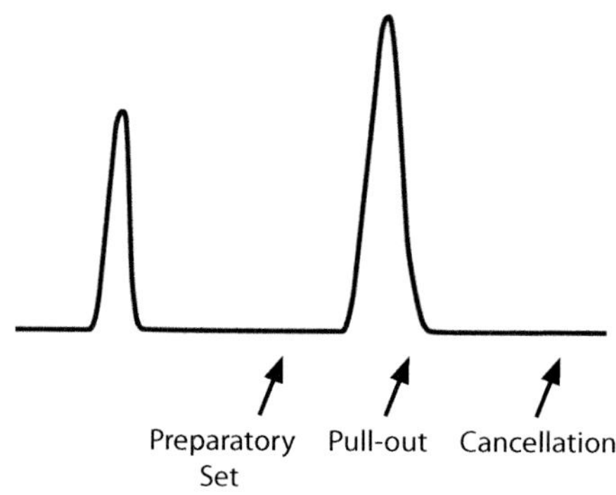

Abbildung 9: Stottermodifikationstechniken nach Van Riper

Dabei sind unterschiedliche Zeitpunkte möglich, um in ein Stottersymptom einzugreifen. Van Riper vermittelte in seinen Therapien zunächst die Technik *Cancellation*, im Deutschen *Nachbesserung* genannt. Sie wird eingesetzt, indem das betroffene Wort zunächst mit Stottern zu Ende gesprochen wird, dann eine Pause eingelegt und schließlich das Wort erneut, jedoch in einer langsam-kontrollierten Weise ausgesprochen wird. So wird eine sprechmotorische günstige Wortproduktion eingeübt, ohne das Stottern zu vermeiden. Die häufige Anwendung von Nachbesserungen führt zu einer Reduktion von Stottersymptomen und wirkt sich positiv auf die Desensibilisierung aus (Natke & Kohmäscher, 2020). Ein früheres Eingreifen in ein Stottersymptom ermöglicht die Technik des *Pull-out*. Sie besteht darin, während eines Kernsymptoms (v. a. Blockaden) zu stoppen und langsam und kontrolliert das Symptom zu lösen (*Blocklösetechnik*). Damit wird Stottern nicht verhindert, aber ein

Stotterereignis kann in seiner Dauer und Stärke begrenzt werden. Als letzte Technik schlug Van Riper den *Preparatory Set*, zu Deutsch *vorbereitende Einstellung*, vor. Sie ist nur dann möglich, wenn ein bevorstehendes Kernsymptom erahnt (antizipiert) werden kann, was vielen stotternden Menschen, jedoch nicht allen und nicht immer, gelingt. Dann wird die betreffende Silbe in einer langsamen, kontrollierten Weise ausgesprochen, was den drohenden Kontrollverlust und das damit einhergehende Stottern verhindert. Die drei Stottermodifikationstechniken können und sollen nach Bedarf flexibel eingesetzt werden, wobei nicht-vermeidendes Sprechen mit Stottern in der Van-Riper-Therapie immer als gleichwertig erfolgreich angesehen wird.

Die eigenen Erfahrungen mit Rückfällen haben Van Riper dazu veranlasst, eine explizite Phase der *Stabilisierung* in der Therapie zu verankern. In dieser letzten Therapiephase sollen die erlernten Techniken wie Pseudostottern und Modifikation von Stotterereignissen weiter gefestigt und insbesondere in Alltagssituationen überführt werden. Die Veränderung von damit einhergehenden Gefühlen und Einstellungen benötigt Zeit, was hiermit explizit berücksichtigt wird. Außerdem soll der Klient auf das Therapieende vorbereitet werden und lernen, selbst mit Rückfällen kompetent umgehen zu können.

Van Riper selbst hat später einige Veränderungen an seinem Therapiekonzept vorgenommen und auch aktuelle Therapien haben Elemente der Stottermodifikation angepasst. Hierauf wird in späteren Kapiteln eingegangen, wobei die Grundzüge der Therapie davon unberührt bleiben.

3.3.2 Fluency Shaping

Auch beim Ansatz des *Fluency Shaping* haben sich verschiedene Begrifflichkeiten herausgebildet. Ähnlich verbreitet wie *Fluency Shaping* ist im englischsprachigen Raum *Speech Restructuring*, was ebenfalls darauf verweist, dass im Wesentlichen ein neues Sprechmuster erlernt wird. Im Deutschen wird dieser Ansatz entweder als *Fluency Shaping* oder *Sprechrestrukturierung* bezeichnet. Anders als die Stottermodifikation beruht das Fluency Shaping nicht auf einem Begründer, sondern fasst mehrere, leicht unterschiedliche Therapieverfahren zusammen (Neumann et al., 2016). Gemeinsames Ziel dieser Therapieverfahren ist es, eine Sprechweise zu vermitteln, bei deren Anwendung das Auftreten von Stottern physiologisch so gut wie unmöglich wird (Bloodstein et al., 2021). Das Erlernen dieser kontrollierten Sprechweise erfolgt kleinschrittig, d. h. die einzelnen, hierarchisch aufgebauten Stufen sind typischerweise genau vorgegeben. Es kann auch mittels Video ein visuelles Modell der gewünschten Sprechweise gezeigt werden, welches dann imitiert werden soll (O'Brian et al., 2018). Grundsätzlich kann an verschiedenen Atem-, Stimm- und Sprechfunktionen einzeln oder in Kombination angesetzt werden (Abbildung 10).

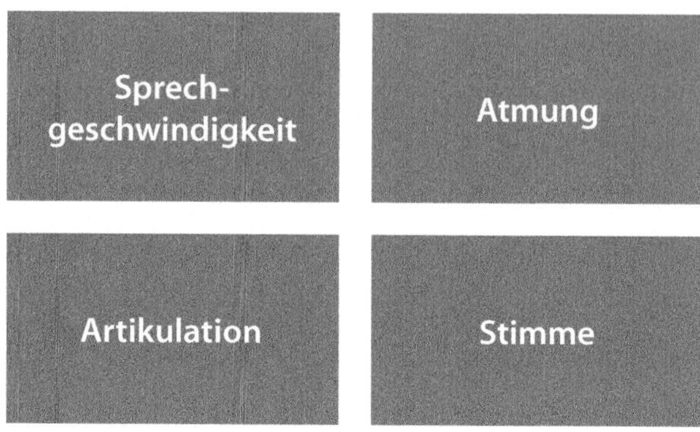

Abbildung 10: Ansatzpunkte für Fluency-Shaping-Therapien

Eine alleinige Verlangsamung der Sprechgeschwindigkeit bewirkt bereits, zumindest kurzfristig, eine höhere Sprechflüssigkeit. In aktuellen Fluency-Shaping-Therapien wird das Sprechtempo jedoch meist nur vorübergehend, zu Beginn der Therapie, reduziert, um die Anwendung weiterer Techniken in langsamem Tempo einzuüben. Sobald dies sicher beherrscht wird, soll das Sprechtempo allmählich wieder gesteigert werden. Übungen zur Normalisierung der Atmung können ein weiterer Bestandteil von Fluency-Shaping-Therapien sein, wobei eine ausschließliche Atemtherapie nicht zu diesem Ansatz zählt. Vielmehr zielen integrierte Atemübungen darauf ab, Anspannung im Bereich der Artikulation (Kehlkopf, Lippen, Zunge) zu verhindern, damit Stottersymptome nicht auftreten (Bloodstein et al., 2021). Andere Techniken betreffen die Stimmgebung und Artikulation. Beim gebundenen Sprechen werden Pausen zwischen Wörtern vermieden und diese stattdessen mit einer möglichst kontinuierlichen Stimmgebung ausgesprochen. Beim weit verbreiteten prolongierten Sprechen (engl. *prolonged speech*) wird die Sprechweise gedehnt und verlangsamt. Zusätzlich können weiche Stimmeinsätze verwendet werden und Laute mit leichten Artikulationskontakten, also geringen Kontakten von Lippen und Zunge, ausgesprochen werden. Sobald die Techniken in Wörtern und Sätzen beherrscht werden, wird zusätzlich an einer möglichst natürlich klingenden Sprechweise gearbeitet. Da die kontinuierliche Anwendung einer neuen Sprechweise eine höchst anspruchsvolle Aufgabe ist, werden die Therapieteilnehmenden bereits während der Therapie dazu angehalten, die neue Sprechweise in allen Situationen anzuwenden. Zusätzlicher häufiger Bestandteil der Therapie sind Transferübungen, bei denen die neue Sprechweise in Kommunikationssituationen außerhalb des Therapiesettings ausprobiert wird. Über einen hohen Übungsanteil soll die Automatisierung der Sprechtechnik gefördert werden. Um dies zu ermöglichen, finden Fluency-Shaping-Therapien häufig als Intensivtherapien in Gruppen statt (vgl. Kapitel 3.4), an die sich eine Nachsorgephase mit Auffrischungstagen anschließt.

3.3.3 Kombinierte Verfahren

Kombinierte Verfahren integrieren Elemente aus Fluency Shaping und Stottermodifikation. Dabei sind sehr unterschiedliche Kombinationen möglich und die Therapieelemente werden häufig in Abhängigkeit von den Bedürfnissen des Klienten ausgewählt. In Tabelle 3 werden die Gemeinsamkeiten und Unterschiede zwischen der traditionellen Stottermodifikation und Fluency Shaping noch einmal gegenübergestellt. In den letzten Jahren zeigt sich eine zunehmende Aufweichung der Gegensätze und TherapeutInnen eines Ansatzes integrieren häufiger Elemente des jeweils anderen Ansatzes in ihr Vorgehen.

Tabelle 3: Gemeinsamkeiten und Unterschiede von Stottermodifikation und Fluency Shaping (nach Bezemer et al., 2006, in Natke & Kohmäscher, 2021, S. 166-167)

	Stottermodifikation	Fluency Shaping
Therapieziel	- Reduzieren von Angst- und/oder Schamgefühlen, die das Stottern betreffen	- keine Arbeit an Angst- und/oder Schamgefühlen
	- Erlernen verschiedener Fertigkeiten, um flüssiger zu stottern	- Erlernen einer kontrollierten Sprechflüssigkeit
	- Aufrechterhaltung der erzielten Veränderungen wird mitbestimmt durch den Erfolg bei der Reduzierung von Angst- und Schamgefühlen	- Aufrechterhaltung der erzielten Veränderungen wird erreicht, indem das Programm regelmäßig durchlaufen wird; erneutes Auftreten von Stottern wird als Rückfall angesehen
	- teilweise Bearbeitung kommunikativer und/oder sozialer Fertigkeiten	- keine Bearbeitung kommunikativer und/oder sozialer Fertigkeiten
Therapieprozess	- Erlernen verschiedener Kontrolltechniken; der Therapeut fungiert als Coach	- die Therapie ist vorprogrammiert; das Programm wird systematisch abgearbeitet
	- Therapieeffekte werden durch die subjektive Bewertung des Patienten »gemessen«	- Therapieeffekte werden über objektive Messungen festgehalten
	- Transfer: das flüssigere Sprechen/Stottern wird mit sozialen Fertigkeiten kombiniert	- Transfer: allmählicher Übergang von der Anwendung der Sprechtechnik im Therapieraum zu In-vivo-Situationen
(Angestrebte) Fertigkeiten	- Der Patient gewinnt Einsicht in sein/ihr Stotterverhalten, greift darin ein und verändert es	- Der Patient lernt, sein/ihr gesamtes Sprechen zu kontrollieren, ungeachtet des Stotterns
	- Der Patient lernt, sich mit seinem/ihrem Stottern zu konfrontieren	- Der Patient wird kaum mit seinem Stottern konfrontiert

	Stottermodifikation	Fluency Shaping
(Angestrebte) Fertigkeiten	- das Sprechtempo verändert sich meist nicht	- Der Patient muss bereit sein, eine bestimmte Zeit lang sehr langsam zu sprechen
	- die Therapie ist eher spontan und zielt auf das diagnostizierte Verhalten ab	- die Therapie verläuft nach einer festgelegten Struktur
	- wenn der Patient nicht stottert, braucht er sein Sprechen nicht zu kontrollieren	- auch wenn der Patient nicht stottert, muss er sein Sprechen kontrollieren
	- der Patient lernt, sich auf Situationen und seine Art des Sprechens einzustellen	- der Patient lernt feste Routinen
	- bei häufigem Stottern muss der Patient lernen, viele Strategien abwechselnd anzuwenden	- die Kontrolle bleibt gleich, unabhängig davon, ob der Patient stottert oder nicht
	- es wird viel Einsicht und Flexibilität vom Patienten erwartet	- die Struktur der Therapie ist festgelegt und für manche Patienten darum einfach zu befolgen
Rolle des Therapeuten	- die Patient-Therapeut-Beziehung spielt eine wichtige Rolle	- die Patient-Therapeut-Beziehung spielt eine untergeordnete Rolle
	- der Ansatz erfordert breite Kenntnisse, Fertigkeiten und Flexibilität vom Therapeuten	- die Therapieabläufe liegen fest; der Therapeut instruiert systematisch und genau eindeutige Verhaltensweisen, modelliert, kontrolliert und registriert
	- der Therapeut bringt seine Persönlichkeit in die Therapie ein	- die Persönlichkeit des Therapeuten ist nicht zentral; er muss Verstärkungsschemas handhaben können

Grundsätzlich besteht bei den kombinierten Therapieverfahren die Möglichkeit, die Vorteile von Fluency Shaping und Stottermodifikation zu nutzen. Diese betreffen beim Fluency Shaping den hohen Gewinn an Sprechflüssigkeit. Stottermodifikation zeichnet sich insbesondere durch den Abbau von Ängsten und Vermeidungsverhalten aus, was sich wiederum positiv auf das Sprechen auswirkt. So könnten beispielsweise bei einem Klienten zunächst die Phasen Identifikation und Desensibilisierung der Stottermodifikation durchlaufen werden und anschließend könnte eine neue Sprechweise, zum Beispiel prolongiertes Sprechen, vermittelt werden. Prinzipiell können in ein und derselben Therapie sowohl eine Fluency-Shaping-Technik als auch die Stottermodifikationstechniken erlernt werden, wodurch mehr Flexibilität in verschiedenen Sprechsituationen ermöglicht wird. Dies geht allerdings mit einem hohen Übungsaufwand einher und ist kognitiv anspruchsvoll. Da sowohl Fluency Shaping als auch Stottermodifikation Wert auf eine strukturierte Nachsorge legen, findet sich dieses Element in der Regel auch in kombinierten Ansätzen.

3.3.4 Therapie bei Kindern

Grundsätzlich sind zwei verschiedene Vorgehensweisen bei der Behandlung kindlichen Stotterns möglich: Es kann indirekt oder direkt gearbeitet werden (Abbildung 11).

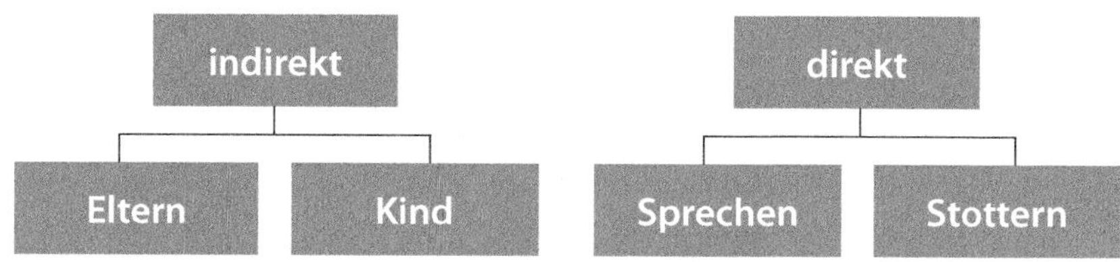

Abbildung 11: Therapeutische Möglichkeiten bei Stottern im (Vor-)Schulalter

Unter einer *indirekten* Stottertherapie versteht man ein Vorgehen, bei dem das Stottern nicht unmittelbar Gegenstand der Therapie ist. Stattdessen versucht man, über einen Umweg (indirekt) das Sprechen günstig zu beeinflussen, so dass Stottern weniger oder gar nicht mehr auftritt. *Indirekte* Therapie kann einerseits über eine Anleitung und Beratung der Eltern erfolgen: Dabei erlernen die Eltern neben vielen Fakten über das Stottern allgemein einen günstigen Umgang mit ihrem Kind und seinem Stottern. Diese neu erlernten Verhaltensweisen werden in der Therapie geübt, mit der Therapeutin reflektiert und im häuslichen Alltag eingesetzt. Eine zweite Möglichkeit der indirekten Stottertherapie besteht darin, zwar mit dem Kind selbst zu arbeiten, aber das Stottern nicht zu thematisieren. Stattdessen werden Fertigkeiten trainiert, die nicht direkt mit dem Stottern zu tun haben, sich aber positiv auf den

Sprechfluss und damit das Stottern auswirken. Ein Beispiel für eine solche *indirekte* Therapie ist die Aufarbeitung eventuell zusätzlich vorhandener sprachlicher Rückstände, um damit die Voraussetzungen für flüssiges Sprechen zu schaffen. Ein anderes Beispiel wäre eine Spielinteraktion mit der Therapeutin, bei der die Therapeutin alle kommunikativen Stressoren ausschaltet und so überwiegend flüssiges Sprechen beim Kind hervorruft.

Eine recht eingängige Möglichkeit, den Ansatz vieler *indirekter* Therapien zu verstehen, bietet das Anforderungen-Kapazitäten-Modell (engl. *demands capacities model*). In diesem Modell erklären Starkweather, Gottwald und Halfond (1990) anhand einer Waage das Zusammenspiel von Anforderungen und Kapazitäten in Bezug auf die kindliche Sprach- und Sprechentwicklung.

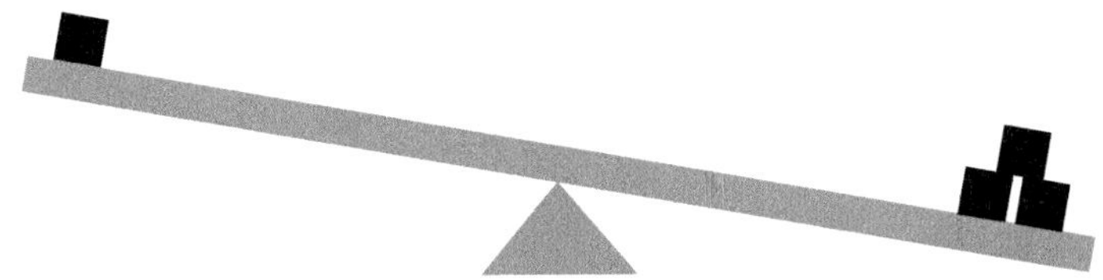

Abbildung 12: Vereinfachte Darstellung des Anforderungen-Kapazitäten-Modells

Auf der einen Seite der Waage liegen die aktuellen Fähigkeiten und Möglichkeiten (= Kapazitäten) des Kindes, auf der anderen die jeweiligen Anforderungen, die an das Kind gestellt werden. Sind Anforderungen und Kapazitäten im Gleichgewicht, dann kann ein Kind die an sich und sein Sprechen gestellten Anforderungen bewältigen und es bestehen gute Voraussetzungen für flüssiges Sprechen (Guitar, 2019). Anforderungen können dabei von außen an das Kind herangetragen werden, wie zum Beispiel hohe Erwartungen der Eltern an das Verhalten des Kindes. Kinder können allerdings eine hohe Erwartungshaltung in Form von Perfektionismus auch schon internalisiert haben. Die Möglichkeiten eines Kindes (z.B. in Bezug auf Sprachentwicklung, Gefühle und kognitive Fähigkeiten) sind unterschiedlich ausgeprägt und verändern sich durch Reifung und Lernen. Damit wird deutlich, dass therapeutische Maßnahmen nur individuell für ein Kind und seine Umgebung ausgewählt werden können. Wenn die Möglichkeiten bzw. Kapazitäten eines Kindes in hohem Maße ausgeprägt sind, können auch die Anforderungen höher liegen als bei einem Kind, das über weniger Kapazitäten verfügt. Therapeutische Unterstützung ist auf beiden Seiten der Wippe möglich, sowohl bei der Förderung der Entwicklung (Möglichkeiten) als auch bei der, zumindest vorübergehenden, Reduktion von Anforderungen.

Unter einer *direkten* Stottertherapie versteht man die explizite Arbeit am Stottern. Sowohl die Eltern als auch das Kind wissen, dass in der Therapie das Stottern behandelt werden soll. Wie bei Erwachsenen kann entweder schwerpunktmäßig am Stottern oder am (flüssigen) Sprechen gearbeitet werden. Stottermodifikationstherapien wurden für Kinder adaptiert und können auch bereits bei sehr jungen Kleinkindern angewendet werden. Auch Fluency-Shaping-Therapien wurden für Kinder angepasst, allerdings eignen sich diese erst etwa ab dem Schulalter. Eine weitere *direkte* Therapieform, die *Lidcombe*-Therapie, lässt sich weder der Stottermodifikation noch dem Fluency Shaping zuordnen. Ziel ist hier die Etablierung flüssigen Sprechens über gezielte Verstärkung. Eine ausführliche Beschreibung der *Lidcombe*-Therapie erfolgt in Kapitel 4.1.2.

Häufig werden *indirekte* und *direkte* Therapieelemente in der Kindertherapie kombiniert. So wird beispielsweise an eine Phase mit indirekter Therapie eine direkte Therapie angeschlossen oder es werden von Anfang an Elemente aus der indirekten und direkten Therapie parallel eingesetzt.

Während früher indirekte Therapien vor allem bei jüngeren Kindern bevorzugt wurden, weil über ein direktes Arbeiten die Entwicklung eines Störungsbewustseins befürchtet wurde, so ist diese Ansicht inzwischen überholt. Anstatt sich (ausschließlich) am Alter zu orientieren, kann das Entwicklungsstadium des Stotterns für die Wahl einer indirekten oder direkten Therapie herangezogen werden (vgl. Kap. 2.5). So befürwortet Guitar (2019) bei grenzwertigem Stottern eine indirekte Therapie, bei beginnendem Stottern indirekte und ggf. direkte Therapieelemente, während er bei intermediärem und fortgeschrittenem Stottern ausschließlich direkte Therapie empfiehlt. Unabhängig von der Entscheidung für eine indirekte oder direkte Therapie sollten die Eltern, v. a. bei hoher Besorgnis, aktiv in die Therapie einbezogen werden.

Für beide Therapieansätze ist die Chance auf eine Remission des Stotterns insbesondere im Vorschulalter hoch, kann jedoch nicht garantiert werden. Dies sollte zu Therapiebeginn gegenüber den Eltern auch klar benannt werden. Die meisten Eltern wünschen sich für ihre Kinder verständlicherweise ein stotterfreies Sprechen. Je nach Alter, Entwicklungsstadium und Risikofaktoren für überdauerndes Stottern sind jedoch weitere Ziele wie der Abbau von Vermeide- oder Anstrengungsverhalten, die Enttabuisierung von Stottern und der Ausbau von Sprechfreude ebenso bedeutsam und stehen ggf. sogar im Vordergrund.

3.4 Therapieformate

Neben der inhaltlich-methodischen Ausrichtung unterscheiden sich Stottertherapien durch ihre Organisationsform sowie die Anzahl an Teilnehmenden. Einzeltherapien finden in der Regel in sprachtherapeutischen Praxen statt und werden für alle Altersgruppen angeboten. Typischerweise finden 1-2 Therapiesitzungen mit einer Länge von 45 bis maximal 60 Minuten pro Woche statt. Dies entspricht einer sogenannten extensiven Therapie, die sich über einen längeren Zeitraum erstreckt. Grundsätzlich denkbar sind für Einzeltherapien auch intensivere Phasen, in denen längere Therapiesitzungen von mehreren Stunden, z.B. in den Ferien, stattfinden (Wendlandt, 2009). In einer solchen Intensivphase bestünde z.B. die Möglichkeit, Desensibilisierungsübungen in verschiedenen Sprechsituationen durchzuführen. Eine oder mehrere solcher intensiven Therapieeinheiten könnten dann von einem Intervall ohne Therapiesitzungen abgelöst werden. Solche Intensiv-Intervall-Therapien sind im ambulanten Setting aufgrund der Vorgaben der Heilmittelrichtlinie (Regelwerk der Krankenkassen) jedoch eher schwierig umzusetzen.

In Gruppentherapien finden sich solche Angebote hingegen häufiger und können sehr unterschiedlich ausgestaltet sein. So können in einer ambulanten Therapie die Therapiesitzungen einmal pro Monat am Wochenende stattfinden oder umgekehrt in einer teilstationären Therapie die Teilnehmenden am Wochenende in ihr gewohntes Umfeld zurückkehren. Je nach Dauer der Therapie und Verteilung der Intervalle bietet es sich hierfür entweder eher an, zu Hause zu übernachten (= ambulante Therapie) oder in einer Klinik oder anderen Einrichtung zu übernachten (= stationär). Dabei ist die Einteilung in Intervalle nicht zwingend notwendig, sondern die Therapie kann auch am Stück in intensiver Form absolviert werden. In der Versorgungspraxis zeigt sich häufig, dass Einzel- und Gruppentherapien miteinander kombiniert werden. Insbesondere bei Gruppentherapien erfolgen Übungen auch in Kleingruppen oder Einzelsitzungen. In Einzeltherapien bemühen sich TherapeutInnen ebenfalls häufig darum, passende KlientInnen in Gruppensitzungen zusammenzuführen.

Alle diese Therapieformen haben ihre Vor- und Nachteile: In Einzeltherapien kann besonders gut auf die individuelle Symptomatik eingegangen werden und individuelle Wünsche können berücksichtigt werden. Dafür fehlt der Austausch mit anderen, die auch stottern, was in Gruppentherapien immer wieder als hilfreich und entlastend beschrieben wird. Außerdem können in Gruppentherapien Kommunikationssituationen mit wechselnden Gesprächspartnern leichter nachgestellt und im geschützten Rahmen ausprobiert werden. Optimal für die Gruppenarbeit sind Teilnehmerzahlen von 6-10 KlientInnen, wobei dann eine weitere Unterteilung in Kleingruppen zu Übungszwecken hilfreich ist.

Auch was die Organisationsform betrifft gibt es Vor- und Nachteile. In einer intensiven Stottertherapie von einer bis mehreren Wochen gelingt es besonders gut, sich auf die Therapie einzulassen und den Alltag auszublenden. Häufig finden solche Therapien stationär statt, so dass auch außerhalb der eigentlichen Therapiesitzungen die Gelegenheit für Austausch und informelle Übungen untereinander besteht. Allerdings folgt dann nach Therapieende die Herausforderung, mit neuen Techniken in den gewohnten Alltag zurückzukehren und diese nun unter schwierigeren Bedingungen weiterhin anzuwenden. Gute Stottertherapien bereiten auf diesen Übergang (Transfer) gezielt vor. Ambulante Stottertherapien haben demgegenüber den Vorteil, dass der Transfer durchgehend erfolgt, weil direkt nach den Therapiesitzungen der Alltag weitergeht. Dafür dauert es bei diesen extensiven Therapien länger, Therapieinhalte und Techniken zu erarbeiten und Therapieerfolge stellen sich entsprechend langsamer ein.

Die Entscheidung für ein bestimmtes Therapieformat richtet sich auch nach der Verfügbarkeit. Insbesondere bei Vorschulkindern sind Einzeltherapien meist verbreitet und werden eher durch Gruppensitzungen für Eltern ergänzt. Für stotternde Schulkinder gibt es eine begrenzte Anzahl an intensivierten Gruppentherapien, während ambulante Einzeltherapien flächendeckender angeboten werden. Für Jugendliche und Erwachsene ist das Angebot an Gruppentherapien in ambulanten und stationären Formaten deutlich umfangreicher und ergänzt die ambulanten sprachtherapeutischen Einzeltherapien. Wendlandt (2009) weist darauf hin, dass insbesondere bei Erwachsenen mindestens in den ersten drei Monaten eine Frequenz von zwei Therapiesitzungen pro Woche erforderlich ist, da nur bei ausreichender Intensität Verhaltensänderungen möglich werden. Dies trägt im Übrigen auch zum Erfolg intensiver Gruppentherapien bei. Die Vielfalt an unterschiedlichen Therapieformaten in Deutschland ist sehr positiv zu bewerten, da sie stotternden Menschen die Möglichkeit bietet, ein für sie passendes Angebot zu wählen.

3.5 Wirksamkeit von Stottertherapie

Wie dieses Kapitel beschreibt, sind Belege über die Wirksamkeit eines Therapieverfahrens eines von mehreren Kriterien, die bei der Entscheidungsfindung berücksichtigt werden können. Hierbei ist es für Angehörige und Betroffene wichtig zu wissen, dass Studien von sehr unterschiedlicher wissenschaftlicher Qualität sein können und dass generell die Erfassung von Stottern in seiner Komplexität und Variabilität nicht einfach ist. Auch bestehen je nach Therapieansatz sehr unterschiedliche Auffassungen über die Definition von Therapieerfolg und ob sich dieser im Sprechen oder eher in den sekundären und inneren Symptomen zeigen sollte.

Trotz kontroverser Meinungen hat der in den 1980er Jahren gemachte Vorschlag des erfahrenen Wissenschaftlers Oliver Bloodstein, die Wirksamkeit einer Stottertherapie an zehn Kriterien festzumachen, in der Fachwelt große Zustimmung gefunden. Sie werden noch heute herangezogen und wurden um weitere Kriterien ergänzt (Tabelle 5).

Tabelle 5: Kriterien zur Bestimmung der Wirksamkeit von Stottertherapien (deutsche Übersetzung aus Bloodstein et al., 2021, S. 418)

1. Die Methode muss mit einer ausreichend großen und repräsentativen Gruppe an Stotternden als effektiv nachgewiesen worden sein.
2. Die Ergebnisse müssen mit objektiven Maßen, wie Häufigkeit des Stotterns, Sprechgeschwindigkeit oder Schweregradmessungen von Beurteilern, belegt werden.
3. Erfolgsberichte müssen auf wiederholten Evaluationen und adäquaten Sprechproben basieren.
4. Verbesserungen müssen auch außerhalb des klinischen Settings auftreten.
5. Folge-Untersuchungen müssen die Stabilität der der Ergebnisse nachweisen.
6. Geeignete Kontrollgruppen müssen zum Vergleich herangezogen werden, um nachzuweisen, dass die Verbesserungen tatsächlich ein Ergebnis der Therapie sind.
7. Das Sprechen der Klienten nach der Therapie muss für Zuhörer natürlich und spontan klingen.
8. Die Klienten sollten ihr Sprechen nicht notwendigerweise überwachen müssen.
9. Die Therapie muss nicht nur Stottern reduzieren, sondern auch Ängste, Befürchtungen und das Selbstbild als Stotterer bearbeiten.
10. Der Erfolg einer Therapie sollte nicht aufgebläht werden, indem Therapieabbrecher verschwiegen werden.
11. Die Therapie muss sich auch bei anderen qualifizierten Therapeuten als wirksam herausstellen, die das Therapiekonzept nicht entwickelt haben.
12. Ein Therapiekonzept muss sich über eine kurze Welle der Popularität hinausreichend als dauerhaft erfolgreich erweisen.
13. Der Therapie sollten nachvollziehbare Mechanismen zugrunde liegen, die dazu genutzt werden können, die Therapie weiter zu verbessern.

Eine Beurteilung, ob in Studien diese Kriterien berücksichtigt wurden, ist für Laien fast unmöglich. Eine alternative, qualitativ hochwertige Informationsquelle bietet die Leitlinie Redeflussstörungen der AWMF, die 2016 von der Deutschen Gesellschaft für Phoniatrie und Pädaudiologie herausgegeben wurde (Neumann et al., 2016). In einer Leitlinie, wie es sie auch für andere Erkrankungen gibt, werden wissenschaftliche Erkenntnisse systematisch zusammengetragen und wenn möglich Empfehlungen für Ärzte und andere relevante Akteure daraus abgeleitet. An der Leitlinie Redeflussstörungen haben insgesamt 17 Fachgesellschaften mitgewirkt, darunter auch Therapeuten und Betroffene. Für Patienten (und Angehörige) empfiehlt sich insbesondere die Patientenleitlinie, in der die Informationen der Leitlinie kürzer und in verständlicher Form dargestellt wurden (Schneider, Euler, Bosshardt, Sandrieser & Neumann, 2018). Zusammengefasst liegen für alle hier dargestellten verhaltenstherapeutisch ausgerichteten Therapieansätze (Kapitel 3.3) Wirksamkeitsbelege vor, jedoch in unterschiedlichem Umfang und unterschiedlicher Qualität. Die Orientierung an Wirksamkeitsbelegen führte dazu, dass in der Leitlinie für das Vorschulalter insbesondere die *Lidcombe*-Therapie und für das Erwachsenenalter insbesondere die Fluency-Shaping-Therapien empfohlen werden. Über Unterschiede in der Wirksamkeit extensiver versus intensiver oder ambulanter versus stationärer Therapieangebote lässt sich derzeit noch keine Aussage treffen.

Zur Orientierung ist ebenso wichtig, welche Therapieverfahren von Experten in der Leitlinie nicht empfohlen werden und daher in diesem Therapieratgeber auch nicht ausführlicher dargestellt werden:

> *Rhythmisches Sprechen, Entspannungstechniken oder eine Atemtechnik als alleiniger oder vorherrschender Therapiebestandteil sollten nicht zur Behandlung des Stotterns eingesetzt werden. Unspezifizierte Therapien, Hypnose und medikamentöse Behandlungen sollten nicht zur Behandlung des Stotterns eingesetzt werden (negative Empfehlung).* (Schneider et al., 2018, S. 32)

Zu einem weiteren Therapieverfahren, nämlich der Psychotherapie, muss eine differenziertere Empfehlung erfolgen. Psychische Beeinträchtigungen oder Störungen wie eine Angststörung oder Depression sind nicht ursächlich mit Stottern verbunden, sondern können Folge des Stotterns sein oder eine unabhängige Begleiterkrankung. Die Behandlung dieser psychischen Erkrankungen mittels einer Psychotherapie kann sehr sinnvoll sein und sollte von Fachleuten abgeklärt werden. Die Behandlung des Stotterns mittels Psychotherapie, zum Beispiel einer Verhaltenstherapie, ist möglich, jedoch nur dann sinnvoll, wenn auch die Kernsymptomatik selbst mitbehandelt wird (Neumann et al., 2016) und der Psychotherapeut über Fachkenntnisse im Bereich Stottern verfügt. Heutzutage fließen häufig Elemente psychotherapeutischer Verfahren in sprachtherapeutische Behandlungen mit ein, jedoch sollte dies nicht mit einer Psychotherapie verwechselt werden.

3.6 Merkmale einer guten Stottertherapie

Was eine gute Stottertherapie ausmacht, beschäftigt PatientInnen, TherapeutInnen und WissenschaftlerInnen seit langem. Eine abschließende Antwort darauf ist kaum möglich, da immer neue Erkenntnisse gewonnen werden und sich die Sichtweisen verändern. In der Medizin und anderen Gesundheitsberufen erhält das Konzept der Evidenzbasierung eine immer größere Bedeutung. Dieses besagt, dass wissenschaftliche Erkenntnisse aus Studien bei klinischen Entscheidungsfindungen, zum Beispiel der Wahl eines bestimmten Ansatzes der Stottertherapie, berücksichtigt werden sollten. Daraus schlussfolgernd sollten TherapeutInnen darüber informiert sein, welche Wirksamkeitsbelege für unterschiedliche Stottertherapien vorliegen (Kapitel 3.7). Jedoch greift die ausschließliche Betrachtung wissenschaftlicher Erkenntnisse zu kurz. Zum einen bedeutet das Fehlen von Studien nicht zwangsläufig, dass eine Therapie unwirksam ist. Zum anderen verweisen Autoren explizit darauf, dass wissenschaftliche (externe) Evidenzen nur eine Wissensquelle sind und diese bei Entscheidungsfindungen mit der therapeutischen Erfahrung und Kompetenz sowie den Patientenpräfenzen abgestimmt werden müssen (Beushausen & Grötzbach, 2018).

Die **Qualität der therapeutischen Beziehung** ist, wie auch bei jeder anderen Beeinträchtigung und ihrer Behandlung, entscheidend für eine gute Therapie. So betont die Bundesvereinigung Stottern & Selbsthilfe, dass die „Chemie“ zwischen PatientIn und TherapeutIn stimmen muss und sie die Basis für eine vertrauensvolle Arbeit an sehr persönlichen Themen bildet (Bundesvereinigung Stottern & Selbsthilfe e.V., 2021).

Auch in Bezug auf die therapeutische Expertise haben Fachleute Kriterien zusammengestellt, anhand derer sich die **Kompetenz eines Therapieanbieters** einschätzen lässt. Die Interdisziplinäre Vereinigung der Stottertherapeuten (ivs e.V.) hat hierzu eine Leitlinie entwickelt, zu deren Einhaltung sich von der ivs zertifizierte StottertherapeutInnen verpflichten (Interdisziplinäre Vereinigung der Stottertherapeuten e.V., 2009). Der Deutsche Bundesverband für Logopädie und die Bundesvereinigung Stottern & Selbsthilfe haben gemeinsam Tipps zur Therapeutensuche zusammengestellt (Bundesvereinigung Stottern & Selbsthilfe e.V. & Deutscher Bundesverband für Logopädie e.V., 2021). In beiden Fällen wird die notwendige fachliche Qualifikation betont, die sich in einer fundierten Ausbildung (zum Beispiel zum/zur SprachtherapeutIn), aktuellem Fachwissen und Kenntnis aktueller therapeutischer Methoden äußert. Unabhängig vom Alter sollten PatientInnen bzw. ihre Angehörigen umfangreich über Stottern aufgeklärt und beraten werden und ihnen sollte schriftliches Informationsmaterial zur Verfügung gestellt werden. Bevor die eigentliche Therapie startet, sollte eine umfangreiche Diagnostik – möglichst innerhalb von 14 Tagen nach Anmeldung – erfolgen, die alle Bereiche der Symptomatik abdeckt. Im Anschluss ist die Vermittlung einer realistischen Erwartungshaltung in Bezug auf die Prognose wesentlich, während Heilungsversprechen als unseriös anzusehen sind (Neumann et al., 2016). Von Beginn an und während der gesamten Therapie sollte Transparenz über Ziele und Vorgehensweisen geschaffen werden, damit der/die PatientIn Entscheidungen nachvollziehen und mitgestalten kann.

Sowohl aus Studien als auch der Expertise von Fachleuten lassen sich weitere Qualitätskriterien für eine Stottertherapie in ihrem Verlauf benennen:

1. **Alltagsbezug und Transfer:** Wie in Kapitel 2.4 beschrieben wirkt sich Stottern in unterschiedlicher Weise auf Alltagsaktivitäten und die Teilhabe am sozialen Leben aus. Dies muss in der Therapie berücksichtigt werden, indem das Umfeld (z.B. Eltern, Großeltern, Geschwister, Freunde) aktiv in die Therapie einbezogen wird. Auch sollte unbedingt Kontakt zur Schule bzw. dem Arbeitgeber oder zu Kollegen hergestellt werden. Insbesondere bei fortgeschrittenerem Stottern erfolgt der Transfer von neu Erlerntem nur mit gezielten Transferübungen. Dies können sowohl Telefongespräche als auch Übungen außerhalb des Therapiesettings (z.B. in einer Einkaufsstraße) sein. Hilfreich ist es, wenn der Patient zunehmend selbst seine Leistungen bewertet, dadurch unabhängiger vom Therapeuten wird und lernt, den Transfer eigenständig durchzuführen.

2. **Evaluation:** Je ausgeprägter und belastender die Stottersymptome sind, desto länger dauert eine Therapie. Versprechen schneller und einfacher Therapieerfolge bei Stottern sollten mit Skepsis betrachtet werden. Nachhaltige Verhaltensänderungen erfordern Zeit und so werden (altersabhängig) mindestens 20 bis 80 Therapiestunden als realistisch angesehen (Neumann et al., 2016). Dennoch müssen in dieser Zeit Veränderungen sichtbar gemacht werden und es ist Aufgabe des/der TherapeutIn, diese zu erfassen und transparent zu machen (Evaluation). In welchen Bereichen sich erste Veränderungen zeigen, ist abhängig vom Therapieansatz, jedoch sollte nach 20-30 Sitzungen ein Fortschritt erkennbar sein.

3. **Nachsorge:** Rückschritte in der Stottertherapie nach der eigentlichen Therapiephase sind eher der Normalfall als die Ausnahme. Dementsprechend legen gute Stottertherapien Wert auf eine explizite Nachsorgephase. In dieser wird entweder die Häufigkeit der Therapiesitzungen langsam reduziert (ambulante Therapie) oder es werden im Anschluss an eine intensive Therapie Follow-up-Sitzungen in etwas größeren zeitlichen Abständen eingeplant. Entscheidend sind sowohl Qualität als auch Dauer (bis zu 2 Jahre) dieser Nachsorgephase. Therapiemaßnahmen können in dieser Phase sehr unterschiedlich ausfallen und beispielsweise die Auffrischung gelernter Strategien und Techniken, Problemlösekompetenzen, die Planung und Evaluation der Eigenarbeit und den Umgang mit Rückschritten betreffen.

Wenn die hier beschriebenen Aspekte beachtet werden, so ist die Wahrscheinlichkeit einer erfolgreichen Stottertherapie recht hoch. Was genau eine Therapie erfolgreich macht, muss letztlich individuell entschieden werden. Eine Abnahme der Stotterereignisse ist für viele, jedoch nicht alle PatientInnenein wesentliches Ziel. Die mit Stottern verbundene Sprechanstrengung, Ängste in Sprechsituationen sowie Einschränkungen der Lebensqualität sind weitere Beispiele dafür, was in Stottertherapien bearbeitet werden kann. In einer guten Stottertherapie sprechen TherapeutIn und KlientIn ausführlich über diese persönlichen Ziele und Wünsche.

Nach aktuellen Erkenntnissen liegen gute Stottertherapieverfahren vor, mit denen einer großen Anzahl stotternder Menschen geholfen werden kann (Bloodstein et al., 2021). Und dennoch kann es sein, dass im Einzelfall eine Stottertherapie nicht anschlägt oder zu unbefriedigenden Ergebnissen führt. Aus PatientInnensicht ist dabei wesentlich, sich nicht selbst dafür verantwortlich zu machen und sich auch nicht vom Therapeuten die Schuld dafür geben zu lassen. TherapeutInnen sollten ihr eigenes Handeln reflektieren und sich nicht scheuen, bei schwierigen Therapieverläufen Intervision oder Supervision (Austausch mit anderen TherapeutInnen) in Anspruch zu nehmen. In einigen Fällen wird sich dann herausstellen, dass eine andere Methode und/ oder ein Therapeutenwechsel anzuraten sind. Dies sollte nicht als Versagen, sondern Chance auf einen Therapieerfolg aufgefasst werden. Auch kann sich herausstellen, dass ein bestimmter Therapieansatz vom Therapieteilnehmer Ressourcen oder Fähigkeiten verlangt, die zum Zeitpunkt der Therapie (noch) nicht vorliegen. Es ist dann nicht ausgeschlossen, dass die Therapie zu einem späteren Zeitpunkt im Leben andere, relevantere Impulse bieten kann als zum aktuellen Zeitpunkt.

3.7 Stottern, Therapie und Selbsthilfe

Stottertherapie und der gleichzeitige oder anschließende Besuch einer Selbsthilfegruppe schließen sich nicht aus. Vielmehr können sich beide Maßnahmen ergänzen und gegenseitig befruchten.

Die Bundesvereinigung Stottern & Selbsthilfe e.V. (BVSS) als maßgeblicher Verband der deutschen Selbsthilfe Stotternder wurde 1979 gegründet und will dazu beitragen, die Situation stotternder Menschen zu verbessern. Kernelement ist dabei der Austausch und die gegenseitige Unterstützung unter Gleichbetroffenen. Um Hilfe vor Ort zu ermöglichen, bestehen rund 100 lokale Selbsthilfegruppen, die kostenlos besucht werden können. Dazu gehören auch 25 Flow-Gruppen der jungen Selbsthilfe stotternder Menschen. Alle Gruppen sind selbstorganisiert und dementsprechend unterschiedlich. Häufig finden ein- bis zweimal pro Monat Gruppenabende statt, die mehr oder weniger strukturiert ablaufen und Austausch und/oder gemeinsames Üben ermöglichen. Auch gemeinsame Freizeitaktivitäten und Ausflüge können Bestandteil sein.

Die regelmäßige Teilnahme an Selbsthilfeaktivitäten hat nachweislich positive Effekte auf das eigene Stottern und den Umgang damit und wird von der überwiegenden Mehrheit als hilfreich empfunden (Boyle, 2013). Aktive in der Selbsthilfe fühlen sich weniger stigmatisiert und berichten über einen höheren Selbstwert, der dem nicht-stotternder Erwachsener gleicht. Außerdem gelingt es ihnen eher, ihr Stottern zu thematisieren bzw. nicht zu verstecken (Boyle, Milewski & Beita-Ell, 2018).

Neben den lokalen Selbsthilfegruppen engagiert sich die Bundesvereinigung Stottern & Selbsthilfe stark in der Öffentlichkeitsarbeit und klärt über Stottern auf. Im Zentrum stehen dabei die ausführlichen Informationen auf der BVSS-Website und den Social-Media-Kanälen sowie zahlreiche Informationsmaterialien. Des Weiteren bietet die BVSS telefonische und persönliche Beratung zu Stottertherapie und anderen Themenbereichen des Lebens mit Stottern. Auch Seminare für Betroffene und Angehörige sowie Bücher und Filme gehören zum Angebot. Ein besonderes Augenmerk legt der Betroffenenverband auf die Schulzeit: Informationen und Hilfen für einen kompetenten Umgang mit Stottern in der Schule wurden entwickelt und umgesetzt, beispielsweise eine eigene Themenwebsite zu „Stottern und Schule“.

4. Therapieprogramme und -konzepte

In diesem Kapitel werden exemplarisch in Deutschland verbreitete Stottertherapien für unterschiedliche Altersgruppen dargestellt. Dabei wurden zum einen solche Therapieprogramme bzw. -konzepte ausgewählt, zu denen es Veröffentlichungen oder Fortbildungen gibt und die in der Ausbildung von LogopädInnen bzw. SprachtherapeutInnen oft vermittelt werden. Dadurch sind diese Therapieverfahren vielen behandelnden SprachtherapeutInnen bekannt und sie werden, insbesondere im ambulanten Bereich, sehr häufig praktiziert. Zum anderen wurde diese Auswahl durch die exemplarische Darstellung intensiver Gruppentherapieangebote erweitert, da dieses Therapieformat vor allem im Erwachsenenalter eine bewährte Ergänzung ambulanter Einzeltherapien darstellt.

Neben den exemplarisch dargestellten Therapieprogrammen gibt es im deutschsprachigen Raum glücklicherweise weitere qualitativ gute verhaltenstherapeutische Therapieangebote, auf die hier jedoch nicht näher eingegangen werden kann. Interessierte werden aber im persönlichen Gespräch mit den jeweiligen Therapieanbietern Gemeinsamkeiten und Unterschiede mit den hier dargestellten Programmen erkennen können.

Um einen lebendigeren Eindruck von den Therapieverfahren zu erhalten, führten wir Interviews mit den jeweiligen Therapieanbietern und Patienten bzw. deren Eltern. Ausschnitte davon finden sich jeweils in den Kästen. Auch hier besteht kein Anspruch auf Repräsentativität, sondern es handelt sich um individuelle Eindrücke.

4.1 Therapien für stotternde Vorschulkinder

Die Therapieangebote für stotternde Kinder im Vorschulalter haben sich in den letzten 20 Jahren deutlich erweitert. Therapieverfahren aus dem Ausland (USA, Australien, Großbritannien) wurden übersetzt, adaptiert und weiterentwickelt. Die Studienlage insgesamt weist auf gute Erfolge von Stottertherapien im Vorschulalter hin, wobei die Wirkung durch die hohe Spontanremissionsrate unterstützt wird und nicht immer klar vom Therapieerfolg getrennt werden kann.

4.1.1 Palin Parent Child Interaction Therapie (PPCI)

Palin PCI – das Wichtigste in Kürze	
Therapieansatz	indirekte und direkte Therapieelemente
Therapieformat	ambulant extensiv (wöchentliche Sitzungen) individuell (Eltern und Kind)
Dauer	Phase 1 + 2: ca. 3 Monate, ggf. länger wenn direkte Therapieelemente hinzukommen Follow-up-Phase: über 1 Jahr
Altersgruppe	2,5 - 7 Jahre
Ziel	Gestaltung von alltäglichen Kommunikationsbedingungen, die sprechflüssigkeitsunterstützend wirken
Aufbau	1. Multifaktorielle Diagnostik 2. Erarbeitung (6 Sitzungen) 3. Festigung (6 Sitzungen) 4. Evaluation 5. ggf. Kindstrategien (direkte Therapie) 6. Nachsorge

Bei der Palin-PCI-Therapie handelt es sich um eine Stottertherapie, die in England, genauer gesagt am bekannten *Michael Palin Centre for Stammering* in London, in den 1980er Jahren entwickelt wurde. Seitdem wurde die Therapie kontinuierlich weiterentwickelt und ist heute international anerkannt. Die Sprachtherapeuten Dr. Bernd Hansen und Dr. Claudia Iven übersetzten 2014 das Konzept ins Deutsche und machten es damit auch hier zugänglich (Kelman & Nicholas, 2014).

Die Palin-PCI-Therapie legt großen Wert auf eine individualisierte Therapie, die auf das Kind und seine Umgebung zugeschnitten ist. Dabei können indirekte und direkte Therapieelemente in unterschiedlicher Ausprägung kombiniert werden. Um eine individuelle Therapieplanung zu gewährleisten, wird eine umfangreiche (multifaktorielle) Diagnostik vorgeschaltet, in der nicht nur die Stottersymptomatik des

Kindes und sein Entwicklungsstand, sondern auch die Interaktion zwischen Eltern und Kind näher betrachtet wird.

Daraus werden gemeinsam mit den Eltern *Familienstrategien* abgeleitet, die die Bedingungen für flüssiges Sprechen des Kindes erhöhen sollen. Beispiele hierfür sind ein offener Umgang mit Stottern und Gefühlen, eine Veränderung der Familienkommunikation (z.B. nicht durcheinanderreden) oder eine Reduktion des Alltagstempos (Iven & Hansen, 2014). Außerdem lassen sich aus der Videoanalyse der Eltern-Kind-Interaktion weitere *Interaktionsstrategien* ableiten, die die Eltern mit der Therapeutin erarbeiten und in sogenannten „Extra-Spielzeiten" mit ihrem Kind umsetzen. Zu diesen Strategien zählen beispielsweise ein ausgeglichener Anteil von Fragen und Kommentaren, das Zulassen von Pausen, ein langsames Sprechtempo und das Anpassen der eigenen Sprache an das Sprachvermögen des Kindes. Für die Erarbeitung und Festigung dieser individuellen Strategien werden jeweils 6 Sitzungen mit mindestens einem Elternteil und dem Kind eingeplant (Phase 1). Im Anschluss daran erfolgt eine sechswöchige Festigung des Gelernten (Phase 2), während der die Extra-Spielzeiten im häuslichen Kontext fortgeführt werden, zur Therapeutin jedoch nur telefonischer Kontakt besteht.

Als wesentliche Therapieprinzipien erachtet die Palin-PCI-Therapie dabei, die Bedürfnisse des Kindes zu verstehen, Eltern in ihrem Umgang mit dem Sprechen des Kindes zu ermutigen, die Rolle der Eltern als Co-Therapeuten zu stärken und einen offenen Umgang mit Stottern zu ermöglichen. Damit kommt den Eltern eine hohe Bedeutung zu und sie werden befähigt, ihr Kind bestmöglich zu unterstützen.

Eine erste Evaluation der Therapiefortschritte erfolgt nach Ende der Phase 2. In dieser Sitzung wird auch entschieden, ob direkte Therapieelemente, sogenannte *Kindstrategien*, erforderlich sind, um die Sprechflüssigkeit weiter zu fördern. Dabei werden dem Kind in spielerischer Weise Strategien wie Sprechverlangsamung, Pausensetzung bei Äußerungsbeginn oder weiches Sprechen vermittelt, die dem Fluency Shaping zuzuordnen sind.

In der abschließenden Nachsorgephase werden Eltern und Kind nach 3, 6 und 12 Monaten einbestellt und die Therapie beendet, wenn die Eltern nicht mehr besorgt sind.

*Beschreibung der Palin-PCI-Therapie aus Sicht von Dr. Hansen und Dr. Iven**

Was macht das Besondere an diesem Konzept aus?

„Als eher indirektes Konzept befähigt der Palin PCI-Ansatz die Eltern dazu, sprechflüssigkeitsfördernde Kommunikationsbedingungen zu erkennen und bewusst bereitzustellen. Deshalb kann die Therapie sehr früh beginnen (ab ca. 2;6 Jahren), jederzeit nach Symptombeginn. Sie kann bereits stattfinden, wenn das Kind noch gar nicht aktiv wahrnehmend oder steuernd in sein Sprechen eingreifen kann.
Der Palin-PCI-Ansatz ist kurztherapeutisch angelegt und umfasst zunächst eine 12-wöchige Therapiephase. Die Nachsorge beinhaltet Elterngespräche und eine erneute Beurteilung nach drei, sechs und zwölf Monaten, jeweils mit aktualisierten Therapieentscheidungen. Es handelt sich um einen evidenzbasierten Ansatz für junge stotternde Kinder, der konsequent auf den systematischen Ausbau der vorhandenen Sprechflüssigkeit ausgerichtet ist. Methodisch folgt er dem Prinzip der Ressourcenorientierung: Nach einer sehr sorgfältigen Diagnosephase lernen die Eltern mit Hilfe von Kommunikationsvideos, was sie bereits tun, um die Sprechflüssigkeit ihres Kindes zu unterstützen. Sie entdekken also ihre eigenen Kompetenzen und bauen diese aus. Sie müssen keine besonderen Sprechweisen oder co-therapeutischen Handlungen erlernen, die ihnen fremd sein könnten."

Für wen eignet sich diese Therapie?

„Die Therapie ist für Kinder von 2;6 bis ungefähr 7 Jahren gut geeignet. Durch die indirekte Vorgehensweise ist das Konzept jederzeit nach Symptombeginn anwendbar und auch bei Kindern, die

- *sich ihrer auffälligen Sprechweise (noch) nicht bewusst sind*
- *noch nicht über metalinguistische Fähigkeiten verfügen, um ihr Sprechen aktiv verändern zu können*
- *auf einen bewussten Umgang mit Stottern und auf desensibilisierende Maßnahmen empfindlich reagieren*
- *eine verringerte Aufmerksamkeits- und Konzentrationsspanne haben*
- *Sprachentwicklungsprobleme, Lernstörungen oder andere Entwicklungsauffälligkeiten aufweisen."*

Wann ist die Therapie erfolgreich gewesen?

„Wenn das Kind eine natürliche, entwicklungsgemäße Sprechflüssigkeit erreicht hat. Alle Kinder zeigen während des Spracherwerbs Phasen unflüssigen Sprechens und dabei können auch stotterähnliche Symptome auftreten. Ein jederzeit völlig flüssiges Sprechen kann deshalb vor allem während der Sprachentwicklung kein Erfolgskriterium sein. Wichtig ist aber, dass die Eltern nach Abschluss der Therapie zuverlässige Strategien zur Verfügung haben, um sich von normalen Sprechunflüssigkeiten oder noch einmal kurzfristig auftretenden Symptomen nicht verunsichern zu lassen. Diese Strategien erwerben die Eltern durch die Palin-PCI-Therapie. Außerdem bleibt die Therapeutin den Eltern als Ansprechpartner erhalten."

Wie wird mit Rückfällen umgegangen oder damit, dass der gewünschte Therapieerfolg ausbleibt?

„Bei Kindern, die allein auf ein indirektes Konzept nicht gut genug ansprechen, ist es problemlos möglich, nach den 12 Wochen oder schon parallel dazu direktere Therapieformen anzubieten. Der Palin-PCI-Ansatz stellt solche direkten Therapieangebote als mögliche sinnvolle Ergänzung ebenfalls bereit. Das Konzept enthält klare Kriterien, mit denen nach der Therapiephase entschieden werden kann, ob das bisherige Vorgehen noch fortgesetzt werden sollte oder ob zusätzlich direkte Therapieoptionen genutzt werden sollen. Auch bei Rückfällen ist individuell zu entscheiden, ob erneut in das indirekte Konzept eingestiegen werden kann oder weitere methodische Ansätze ergänzt werden."

*Dr. Claudia Iven und Dr. Bernd Hansen haben als SprachtherapeutInnen das PPCI-Konzept ins Deutsche übersetzt und geben Fortbildungen dazu für andere SprachtherapeutInnen.

4.1.2 Lidcombe

Lidcombe – das Wichtigste in Kürze	
Therapieansatz	direkte Therapie
Therapieformat	ambulant extensiv (wöchentliche Sitzung in Phase 1) individuell (Eltern und Kind)
Dauer	nicht festgelegt (in der Regel < 20 Therapieeinheiten) Nachsorgephase über 12-18 Monate
Alter	2-8 Jahre
Ziel	Ausweitung des spontan flüssigen Sprechens
Aufbau	Diagnostik, Anamnese und Elternberatung Phase 1: Therapie während strukturierter und später alltäglicher Unterhaltungen Phase 2: schrittweise Reduktion der Therapiesitzungen, Übergang zu Kontrollsitzungen (Follow-up-Phase)

Bei der *Lidcombe* Therapie handelt es sich um ein Therapiekonzept zur Behandlung frühkindlichen Stotterns, das in Australien ab den späten 1980er Jahren entwickelt und nach dem gleichnamigen Stadtteil von Sydney benannt wurde (Richter, Freerk & Hearne, 2019). In Deutschland ist *Lidcombe* Anfang 2000 bekannt geworden und hat sich inzwischen als bewährte Therapiemethode für die Behandlung frühkindlichen Stotterns im ambulanten Setting etabliert.

Die Therapie beruht auf drei Säulen: (1) Tägliche Einschätzung des Schweregrades durch die Eltern, (2) das möglichst tägliche Schaffen einer gemeinsamen eins-zu-eins-Zeit von einem Elternteil und dem stotternden Kind, in der dem Kind 10-15 Minuten lang flüssiges Sprechen ermöglicht wird, welches durch (3) spezifisches, authentisches und von Herzen kommendes positives Feedback verstärkt wird. Den Eltern kommt hierbei eine hohe Bedeutung zu, denn sie werden dazu angeleitet, diese Rückmeldungen zunächst im therapeutischen Setting und dann in Alltagsunterhaltungen mit dem Kind gezielt einzusetzen. Da Eltern und Kind bekannt ist, dass gezielt am Stottern des Kindes gearbeitet wird, zählt die *Lidcombe*-Therapie zu den direkten Therapieverfahren.

Lidcombe gliedert sich in zwei Phasen, die im Anschluss an eine ausführliche Diagnostik, Anamnese und Elternberatung erfolgen. Während der ersten Phase kommen ein Elternteil und Kind wöchentlich für eine 45-60-minütige Therapiesitzung in die Praxis. Dort werden sie zunächst angeleitet, in strukturierten Spielsituationen das flüssige Sprechen ihres Kindes spezifisch und angemessen zu loben (z.B. „Das kam ganz leicht rausgeflutscht"). Die Eltern werden darin begleitet, ihrem Kind das flüssige Sprechen zuhause im Rahmen einer gemeinsamen Beschäftigungszeit zu ermöglichen. Dies wird zunächst durch Strukturierung der ca. 15-minütigen Sequenzen erreicht. Je flüssiger das Sprechen des Kindes wird, desto mehr werden Äußerungen in alltäglichen Unterhaltungen durch das spezifische positive Feedback hervorgehoben.

Die Phase 2 beginnt, wenn Stottersymptome des Kindes im Alltag nur noch sehr selten oder gar nicht mehr auftreten. Sie dient der Stabilisierung der erreichten Sprechflüssigkeit.

Beschreibung der Veränderungen im Alltag aus Sicht der Mutter eines ehemaligen Teilnehmers* der Lidcombe-Therapie

„Es war eine gute Erfahrung, dass wir uns durch die Therapie bewusst Zeitfenster für gemeinsame Zeit genommen haben, später ist das ganz leicht in den Alltag eingeflossen. Auch war es am Anfang merkwürdig, Sprechen zu loben. Aber wir haben schnell gemerkt, dass es funktioniert hat und die Therapie erfolgreich ist. Wir waren sehr kreativ und haben uns eigene Lobbegriffe ausgedacht, sodass Max gemerkt hat: „Mensch, das muss jetzt besonders gut gewesen sein, da waren meine Wörter wohl flüssig." Das hat ihn und auch mich sehr motiviert.

Früher hat sich Max häufig über sein Stottern geärgert, besonders wenn er viel erzählen wollte, aber die Wörter nicht rauskamen. Das ist nun viel besser geworden. Er geht noch mehr in Kommunikationssituationen rein und es kommt auch nicht mehr vor, dass sich andere Personen ihm gegenüber merkwürdig verhalten oder keine Geduld haben, ihm zuzuhören. Er hat nur noch so wenige und seltene Stottersymptome, dass sein Sprechen nicht mehr auffällig für andere ist."

Persönliches Erleben der Therapie

„Mir hat am meisten gefallen, dass man als Eltern mit in die Therapie einbezogen wurde. Man hatte dadurch keine passive Rolle mehr, sondern konnte endlich etwas aktiv tun. Dadurch habe ich auch Erfolge gut wahrnehmen können. Das hat sowohl mir als auch Max sehr gutgetan und uns positiv bestärkt, immer weiterzumachen. Auch das Selbstbewusstsein wurde durch das häufige Loben nochmal extra gestärkt, das habe ich ebenfalls als sehr positiven Aspekt der Therapie gesehen."

*Max hat im Alter von 5 Jahren die *Lidcombe*-Therapie absolviert

Die *Lidcombe*-Therapie ist derzeit die wohl am besten beforschte Stottertherapie (Richter et al., 2019). Aufgrund der Menge und Qualität der vorliegenden Studien wird *Lidcombe* in der Leitlinie Redeflussstörungen ausdrücklich empfohlen (Neumann et al., 2016).

Beschreibung der Lidcombe-Therapie aus Sicht von Bettina Freerk*

Was macht das Besondere an diesem Konzept aus?

„Das Besondere ist, dass das Kind nichts üben muss und nichts von ihm verlangt oder erwartet wird, sondern dass die spontan flüssigen Sprechanteile in bindungsstärkenden Eins-zu-eins-Zeiten von Mutter oder Vater gesammelt und verstärkt werden. Hierdurch werden Pfade für flüssiges Sprechen ganz ohne aktives Zutun des Kindes ausgestapft und somit immer mehr Sprechflüssigkeit ermöglicht.

Der in der Therapie aktive Elternteil wird zum Spezialisten für die Gesamtsymptomatik des Stotterns und gewinnt dadurch eine große Gelassenheit im Umgang mit allen Schweregraden von Sprechunflüssigkeiten. Selbst wenn die Stottersymptomatik sehr schwer ist, also wenn das Stottern recht stark auftritt, werden die Eltern durch die Therapie für kleinste Veränderung sensibilisiert. So sehen sie beispielsweise Fortschritte in der Formulierungsfähigkeit oder auch,

dass die Sprechfreude beim Kind größer geworden ist. Die Gelassenheit der Eltern wirkt sich selbstverständlich auch auf das Kind aus.
Der in der Therapie aktive Elternteil lernt, dem stotternden Kind in täglichen, ca. 15-minütigen Eins-zu-eins-Zeiten weitestgehend flüssiges Sprechen zu ermöglichen und eindeutig flüssige Äußerungen von Herzen und authentisch zu loben.
Diese Eins-zu-eins-Zeiten sind Qualitätszeiten von Elternteil und Kind, denn der Fokus liegt in dieser Zeit komplett auf dem Kind. In der Therapie werden gemeinsam Beschäftigungen für diese Qualitätszeit zuhause entwickelt und Beschäftigungen und Spiele ausprobiert, damit der Elternteil ein Repertoire für das 'Flüssige-Wörter-Sammeln' hat."

Für wen eignet sich diese Therapie?

„Die Lidcombe-Therapie kann jeder Familie empfohlen werden, die ein stotterndes Kind zwischen 2 und 8 Jahren hat. Denn die Eltern erfahren viel über das Stottern und werden engmaschig und einfühlsam darin begleitet, ihr Kind dabei zu unterstützen, seine flüssigen Redeanteile ganz unbewusst auszuweiten. Es wird gemeinsam ein Weg in der Familie, mit dem Stottern umzugehen gefunden – egal, ob dieser lang oder kurz ist."

Wann ist die Therapie erfolgreich gewesen?

„Natürlich freuen sich sowohl Eltern als auch Therapeutin über eine zunehmende Sprechflüssigkeit bei den stotternden Kindern, aber die Therapie ist auch erfolgreich, wenn das Stottern bleibt und die Eltern die Haltung entwikkelt haben: 'Ja, wir haben es hier mit Stottern zu tun, wir haben das Stottern als Familie im Gepäck, aber wir haben einen Plan, wie wir damit umgehen und es unserem Kind damit gut geht.' Wenn die Haltung der Eltern durch Gelassenheit dem Stottern gegenüber geprägt ist und die Eltern durch Stolpersteine, die im Leben auf sie und das Kind warten, nicht verunsichert werden – dann ist die Therapie erfolgreich. Eltern und Kind sollen resilienter werden und nicht davon beeinträchtigt sein, falls das Stottern bleibt. Sie sollen einen Blumenstrauß an Handwerkszeug in der Hand halten, wie sie dem Stottern begegnen können und ihr Kind unterstützen können."

* Bettina Freerk ist Logopädin und Mitglied des offiziellen *„Lidcombe Program Trainers Consortium"*. In dieser Funktion gibt sie Fortbildungen zu Lidcombe.

4.1.3 Mini-KIDS

Mini-KIDS – das Wichtigste in Kürze	
Therapieansatz	Direkte Therapie (Stottermodifikation)
Therapieformat	ambulant extensiv (1-2 Sitzungen pro Woche) individuell (Kind und zum Teil mit Eltern)
Dauer	nicht festgelegt
Alter	2-6 Jahre
Ziel	Erhöhung der Wahrscheinlichkeit einer Remission
Aufbau	1. Information und Vertrag 2. Desensibilisierung 3. (Identifikation) 4. Modifikation 5. Generalisierung

Mini-KIDS ist eines der am längsten bestehenden und bekanntesten Therapieverfahren für stotternde Vorschulkinder in Deutschland. Es wurde als Therapieangebot nach dem Modifikationsansatz für die ambulante Praxis konzipiert (Sandrieser & Schneider, 2015) und besteht aus der hier beschriebenen Variante *Mini-KIDS* für stotternde Kinder im Alter von 2-6 Jahren und einer Variante für Schulkinder (Kapitel 4.2.1). Da im Entwicklungsstand zwischen Kleinkindern (2-3 Jahre) und Kindergartenkindern (4-6 Jahre) deutliche Unterschiede bestehen, sind zwar die Therapieziele gleich, jedoch unterscheiden sich die Methoden und Materialien. Für beide Altersgruppen ist die Anwesenheit eines Elternteils während der meisten Therapiesitzungen gewünscht, auch wenn direkt mit dem Kind gearbeitet wird.

Vom Aufbau her lassen sich die Phasen der Stottermodifikation nach Van Riper deutlich erkennen, allerdings gibt es auch Unterschiede. Zum einen wird Wert auf eine ausführliche Informationsphase für Eltern und Kind gelegt. Aus dieser resultiert ein Vertrag, der abhängig vom Alter des Kindes einer sehr konkreten Vereinbarung ähnelt, z.B. „Wir spielen miteinander und ich zeige deiner Mama und dir, wie die Wörter leichter herauskommen." (Sandrieser & Schneider, 2015, S. 143). Zum anderen wird bei den Kleinkindern die Phase der Identifikation weggelassen, da sie dazu noch nicht in der Lage sind. Stattdessen lernt die Mutter oder der Vater, Stottereignisse des Kindes sicher zu erkennen und zu benennen. Wesentlicher

Bestandteil der Desensibilisierungsphase ist das Pseudostottern, also ein absichtliches Stottern, das auch die Eltern erlernen. Absichtlich zu stottern, wenn beim Kind erstmalig Stottern auftritt, erfolgt sicherlich nicht intuitiv, weshalb der Zweck des Pseudostotterns gut erklärt werden muss (vgl. Kapitel 3.3.1). Die Desensibilisierung, in der die Enttabuisierung des Stotterns gefördert wird, geht dann in die Modifikationsphase über. Mit sehr jungen Kindern werden Modifikationstechniken nicht explizit eingeübt, sondern stattdessen modelliert, d. h. die Therapeutin wendet die Techniken in ihren Sprechanteilen an und dient dem Kind als Modell. Wie auch beim sonstigen Spracherwerb können die Kinder sich dabei abschauen, wie man Stottern lösen kann und dieses Verhalten imitieren.

*Beschreibung der Therapieerfahrung aus Sicht der Mutter einer ehemaligen Therapieteilnehmerin**

„Mir war wichtig, dass wir eine Therapie wählen, in der mein Kind lernt, mit dem Stottern umzugehen, und dass sie alleine aus den Stottersymptomen rauskommt. Als das Stottern angefangen hat, hat sie massive Probleme gehabt mit dem Reden. Sie konnte die Symptome nicht allein beenden und war auch ziemlich verzweifelt. Ich selbst wusste auch nicht genau, wie ich damit umgehen sollte. Dieses Wissen und die Unterstützung haben meine Tochter und ich in der Therapie erhalten. Mir war wichtig, dass sie bei der Einschulung keine Probleme mehr hat mit dem Stottern und auch nicht gemobbt wird – durch die Therapie ist das Stottern besser geworden und meine Tochter und ich sind sicherer im Umgang damit geworden. Es hat uns gutgetan, dass wir offen mit dem Stottern umgehen können und der offene Umgang damit auch in der Therapie bestärkt wurde.
Eltern, die sich für diese Therapie interessieren, müssen für die Therapieinhalte offen sein und auch Lust haben, sich an der Therapie zu beteiligen. Am Anfang ist das ein bisschen gewöhnungsbedürftig, wenn man auch selbst als Elternteil seine Wörter hüpfen lassen muss, aber irgendwann hat man sich daran gewöhnt."

Veränderungen im Alltag

„Durch die Therapie ist die ganze Familie entspannter geworden. Wir gehen offen mit dem Stottern um, wenn andere Kinder und Erwachsene zu Besuch kommen. Das Stottern ist nicht mehr bedrohlich und meine Tochter ist weniger

verzweifelt und unsicher. Früher war sie manchmal in ihren Wörtern gefangen, hat auf den Boden gestampft und gerufen: ‚Mama, ich will das nicht mehr!'. Manchmal stottert sie immer noch, aber sie kommt gut aus dem Stottern heraus und ist auch anderen Kindern gegenüber selbstbewusst. Sie bleibt trotzdem in ihrem Redefluss und das Gespräch kann weitergehen."

* Marie (Name geändert) hat im Alter von 6 Jahren eine Stottertherapie nach *Mini-KIDS* absolviert.

Bei den älteren Kindergartenkindern werden kindgerechte Begriffe für die Kernsymptomatik eingeführt. Wiederholungen heißen in *Mini-KIDS* Froschwörter, Dehnungen werden als Schlangenwörter bezeichnet und Puh-Wörter beziehen sich auf Blockaden (Puh, der Bär, blieb einst in einem Honigloch stecken). Diese Begrifflichkeiten werden in der Identifikationsphase, die mit diesen Kindern möglich ist, genutzt, um imitierte und echte Symptome bei der Therapeutin und sich selbst wahrzunehmen, zu unterscheiden und zu benennen. Diese Übungen bereiten auf die anschließende Modifikationsphase vor, in der der Pull-out und der Preparatory Set (hier in der Variante der Prolongation) erst mit Pseudostottern und dann an echten Symptomen erarbeitet werden. Die Generalisierungsphase beginnt nicht erst am Therapieende, sondern bereits während der Therapie, indem die Mutter oder der Vater beispielsweise Pseudostottern im häuslichen Alltag einsetzt. Ziel ist es, die gelernten Therapieinhalte in den Alltag zu übertragen und immer unabhängiger von der Therapeutin zu werden. Die Therapie nach *Mini-KIDS* kann beendet werden, wenn keine oder nur noch kurze, anstrengungsfreie Kernsymptome vorliegen und die Sekundärsymptomatik abgebaut wurde. Eine Nachsorgephase wird empfohlen, ist jedoch nicht konkret in Dauer und Häufigkeit festgeschrieben.

Beschreibung der Therapie Mini-KIDS aus Sicht von Dr. Patricia Sandrieser*

Für wen eignet sich diese Therapie?

„Ich würde die Therapie den Familien empfehlen, die sich nach einer ausführlichen Beratung über verschiedene Therapiemethoden für die Mini-KIDS Therapie entscheiden. Wenn die Eltern die Möglichkeit hatten, Fragen zu stellen und verstanden haben, was die Zielsetzung und das Vorgehen der Therapie ist, und

sie haben dann das Gefühl, dass diese Therapie zu ihrer Familie, zu ihrem Erziehungsverhalten, zu ihrem Umgang mit Defiziten passt, dann ist es die richtige Therapie. Ich sage Eltern immer explizit: 'Weder die Logopädin noch die Kinderärztin entscheidet, ob Ihr Kind Therapie bekommt und welche Therapieform, sondern diese Entscheidung treffen Sie als Eltern'. Die Entscheidung über das Therapieverfahren können informierte Eltern sehr gut treffen – das ist auch der erste Schritt für die Eltern, sich als selbstwirksam zu erleben."

Wann ist die Therapie erfolgreich gewesen?

„Am schönsten ist es natürlich, wenn es zu einer Remission kommt oder wenn die Kinder so symptomarm werden, dass wir nach dem Abwarten der nächsten 12 Monate hoffen können, dass es sich um eine Remission handelt und das Stottern nicht zurückkehrt. Ich spreche mit den Eltern ganz offen darüber, dass keine Therapie versprechen kann, dass jedes Kind geheilt wird. Außerdem bin ich sehr ICF-orientiert: Für mich ist eine Therapie dann eine gute Therapie, wenn ein Kind vor der Therapie in der Alltagspartizipation eingeschränkt gewesen ist und diese Einschränkung nach der Therapie nicht mehr vorhanden ist. Wenn ein Kind sich entsprechend seinen Neigungen, Fähigkeiten und Talenten entwickeln kann und das Stottern ihm nicht im Weg steht, dann war es eine gute Therapie. Das bedeutet aber auch, dass eine gute, erfolgreiche KIDS-Therapie nicht immer mit Symptomfreiheit einhergehen muss und dass (vor allem ältere) Kinder die gelernte Technik nicht unbedingt anwenden müssen."

Wie wird mit Rückfällen umgegangen oder damit, dass der gewünschte Therapieerfolg ausbleibt?

„Rückfälle finde ich einen unschönen Begriff bei Stottern, weil man vor allem bei älteren Kindern, deren Stottern überdauert, damit rechnen kann, dass die Intensität der Symptome schwankt. Ich mag den Begriff Rückfall gar nicht, weil dort immer auch Versagen mitschwingt. Tatsächlich informiere ich relativ früh in der Therapie darüber, dass das etwas ist, womit man rechnen muss. Auch bei jungen Kindern, die symptomfrei werden – da kann man nicht wissen, ob das Stottern wieder auftritt. Die Eltern erhalten Informationen darüber, was sie tun können, wenn das Stottern wieder auftritt oder die Begleitsymptome zunehmen. Durch diese Informationen weiß jede Familie, wo sie sich Beratung und Hilfe suchen kann. Wir bieten auch gezielt Auffrischungen für ältere Kinder an, wenn wir das Gefühl haben, dass die Techniken im Alltag noch nicht ausreichend gut sprechmotorisch umgesetzt werden und weitere Übungen dazu

notwendig sind. Auch für Vorschulkinder bieten wir eine Vorbereitung für die Schulzeit an, damit sie für den zukünftigen Schulbesuch gebrieft werden. Sie lernen, was sie im Falle von Mobbing oder einer Rückkehr des Stotterns tun können. Für mich ist es ein wichtiges Ziel der Therapie, dass wir die Familien selbstwirksam und somit unabhängig von uns Therapeuten machen. Ich würde mich freuen, wenn sich Familien, die ich behandelt habe, erinnern, was sie bei mir gelernt haben und selbst wissen, was im Falle eines Rückfalles zu tun ist. In der Therapie nehmen wir häufig auch Handyvideos auf, sodass die Familien sich diese Videos immer wieder anschauen und ausprobieren können, ob sie das Gelernte nicht selbst wieder aktivieren und so dem Kind, das vielleicht wieder mehr stottert, helfen können. Wenn die Eltern diese Videos zum Ende der Therapie archivieren, erzeugt das ein Sicherheitsgefühl. Sie haben etwas in der Hand beziehungsweise zuhause in der Schublade, das sie jederzeit wiederverwenden können. Im besten Fall werden sie zukünftig nicht darauf zurückgreifen müssen, aber falls es zu einer Verstärkung der Symptomatik oder einer Rückkehr des Stotterns kommt, haben die Eltern etwas in petto und erfahren dadurch auch ihre Selbstwirksamkeit."

* Dr. Patricia Sandrieser ist Logopädin und hat das Therapiekonzept *KIDS* gemeinsam mit Peter Schneider entwickelt. Sie arbeitet am Katholischen Klinikum Koblenz-Montabauer nach *KIDS* und bietet Fortbildungen an.

4.1.4 Weitere verhaltenstherapeutische Therapieangebote im Vorschulalter

Die drei zuvor beschriebenen Therapieverfahren für stotternde Vorschulkinder werden in vielen sprachtherapeutischen bzw. logopädischen Praxen angeboten und stehen damit vielen Eltern und ihren Kindern zur Verfügung. Weitere, zum Teil bausteinorientierte, Therapieverfahren beinhalten ähnliche Therapieelemente. Allen beschriebenen Therapien ist gemeinsam, dass sie in der Regel als Einzeltherapien mit einer wöchentlichen Frequenz von 1-2 Sitzungen durchgeführt werden.

Neben diesen ambulanten Therapien gibt es einige (teil-)stationäre Therapieangebote, bei denen die Kinder mit ihren Eltern über einen längeren Zeitraum vor Ort sind und zum Teil eine Vorschulförderung erhalten. Für nähere Informationen sei auf die Broschüre *Stottertherapie intensiv* der Bundesvereinigung Stottern & Selbsthilfe verwiesen (BVSS, 2022).

4.2 Therapien für stotternde Schulkinder

Die Therapie stotternder Schulkinder beinhaltet viele Überschneidungen mit der Therapie von Vorschulkindern. Einige auch der hier beschriebenen Therapien werden in jeweils modifizierter Form sowohl für Vorschulkinder als auch für Schulkinder angeboten. Entsprechend der Entwicklung des Stotterns rücken jedoch indirekte Therapieelemente in den Hintergrund und es wird direkt am Stottern und mit den Kindern gearbeitet. Dennoch spielen, v. a. bei den jüngeren Schulkindern, die Eltern eine wichtige Rolle und sie werden in vielen Therapien explizit und umfangreich einbezogen. Da die Alters- und Entwicklungsspanne bei Schulkindern beträchtlich ist, werden Therapieangebote häufiger auch noch in unterschiedliche Altersklassen gegliedert – diese Varianten werden im Folgenden jeweils erwähnt. In den folgenden Unterkapiteln werden exemplarisch drei verbreitete, verhaltenstherapeutische Therapieverfahren näher dargestellt, die der Stottermodifikation, dem Fluency Shaping und den kombinierten Verfahren zuzuordnen sind.

4.2.1 Schul-KIDS

Schul-KIDS – das Wichtigste in Kürze	
Therapieansatz	direkte Therapie (Stottermodifikation)
Therapieformat	ambulant extensiv (1-2 Sitzungen pro Woche) individuell (Kind und zum Teil mit Eltern)
Dauer	nicht festgelegt Nachsorge ca. 12 Monate
Alter	7-12 Jahre
Ziel	Erhöhung der Wahrscheinlichkeit einer Remission Förderung der bestmöglichen Kommunikation und Lebensqualität
Aufbau	1. Information und Vertrag 2. Desensibilisierung 3. Identifikation 4. Modifikation 5. Generalisierung

Die Therapie *KIDS* steht für „Kinder dürfen stottern" und besteht aus einer Variante für Vorschulkinder (*Mini-KIDS*, Kapitel 4.1.3) und der Variante für Schulkinder (*Schul-KIDS*). *KIDS* wurde von den Logopäden und Stottertherapeuten Peter Schneider und Patricia Sandrieser entwickelt, die sich mit der amerikanischen Adaption der Stottermodifikation für Schulkinder auseinandergesetzt haben (Dell, 2000). Die Therapie beruht auf vier wesentlichen Prinzipien, nämlich Stärkung der Resilienz (psychischen Widerstandskraft, Kind-Bezug, Alltagsbezug und variable Therapieplanung (Schneider & Kohmäscher, 2022). In diesen Prinzipien wird deutlich, dass eine individuelle, ICF-orientierte Ausrichtung der Therapie gemäß den Bedürfnissen eines Kindes wesentlich ist. Die Stärkung der Resilienz weist darauf hin, dass zwar eine Remission des Stotterns angestrebt wird aber gleichzeitig Strategien und Einstellungen vermittelt werden, die im Falle eines Überdauerns des Sotterns eine möglichst geringe Beeinträchtigung der Lebensqualität erlauben.

*Veränderungen im Alltag aus Sicht eines ehemaligen Therapieteilnehmers**

„In der Schule hat sich auf jeden Fall verändert, dass die Lehrerin ein besseres Verständnis für das Stottern hatte. Innerhalb der Therapie gab es eine gemeinsame Therapiestunde mit der Lehrerin, sodass sie auch etwas über Stottern und Stottersymptome lernen konnte."

Persönliches Erleben der Therapie

„Mir hat an der KIDS-Therapie sehr gut gefallen, dass meine Freunde mit zur Therapie kommen durften und gemeinsam mit mir Sprechtechniken ausprobieren konnten. So konnten meine Freunde auch verstehen, dass es für stotternde Menschen gar nicht so einfach ist, die Techniken anzuwenden und flüssiger zu sprechen."

*Matthias hat eine Therapie nach dem *Schul-KIDS* Konzept absolviert

Die 4 Phasen der Stottermodifikation lassen sich in *KIDS* direkt wiedererkennen. Hinzu kommt die Phase „Information und Vertrag", in der zum einen das Kind und seine Bezugspersonen ausführlich über Stottern aufgeklärt werden. Zum anderen erarbeiten Kind, Eltern und Therapeutin einen kindgerechten Vertrag, in dem Ziele, Herangehensweisen und Verantwortlichkeiten beschrieben sind. Vorteil dieser

Vertragsarbeit ist, dass Transparenz hergestellt wird und alle Beteiligten schon zu Beginn wissen, worauf sie sich einlassen. Alle weiteren Phasen werden in einer kindgerechten, spielerischen Form durchlaufen. Sie können in der beschriebenen Reihenfolge erfolgen, jedoch hat die Therapeutin auch die Wahl, Phasen zu verkürzen, umzustellen oder ganz wegzulassen. In vielen Fällen nimmt die Desensibilisierung den zeitlich größten Umfang ein. In der Modifikationsphase wird im Gegensatz zur Therapie nach Van Riper (2016) nicht die Technik Cancellation (Nachbesserung) erworben. Stattdessen erlernen die Kinder, je nach Wunsch und Erfordernissen, den Pull-out, die Prolongation (eine Variante des Preparatory Set) und/oder das lockere Herausstottern.

Das Therapieende in *KIDS* ist erreicht, wenn kein Stottern mehr oder nur leichtes Reststottern besteht (Schneider & Kohmäscher, 2022). Unter leichtes Reststottern fallen sehr kurze Symptome unter ½ Sekunde ohne Anstrengungsverhalten und die Abwesenheit belastender innerer Symptome. Um größere Sicherheit über die Stabilität der Therapieerfolge zu bekommen, schließt sich an das Therapieende eine ca. einjährige Nachsorgephase an. In dieser werden in größeren Abständen Kontrolltermine vereinbart.

Schul-KIDS wurde als extensive, ambulante Stottertherapie konzipiert und wird in vielen sprachtherapeutischen Praxen angeboten. Von der Begründerin Patricia Sandrieser wird sie in eigener Praxis auch als Intensivtherapie in den Ferien angeboten. Diese dauert 7 Tage und erfolgt mit stationärer Unterbringung im angrenzenden Wohnheim oder in Hotels.

*Beschreibung der Therapie Schul-KIDS aus Sicht von Peter Schneider**

Was macht das Besondere an diesem Konzept aus?

„Das Wesen der Therapie nach KIDS ist die Befähigung, eigenverantwortlich mit dem Stottern umzugehen, sowohl auf Seiten der Eltern als auch auf Seiten des Kindes. Dementsprechend wird so viel wie möglich zusammen mit Eltern und Kind geplant und evaluiert. Die Aufgabe des Therapeuten ist, die Kompetenz dazu und den Appetit darauf zu vermitteln, bzw. den Appetit an den Stellen zu erhalten, wo es zäh wird im Therapieprozess. Für mich ist KIDS ein Ansatz, der einen Selbstwert im Leben mit Stottern ermöglicht – dem Stottern fühlt man sich dabei nicht ausgeliefert, sondern der Patient weiß, dass er sein Stottern managen kann."

Für wen eignet sich diese Therapie?

„Empfehlen würde ich die Therapie bei Kindern, für die Stottern ein Problem geworden ist – insofern, dass es Einbußen von Lebensqualität und kommunikativen Fähigkeiten mit sich bringt, Eltern sich Sorgen machen, Eltern beunruhigt sind oder Stottern im Alltag anstrengend wird für den Zuhörer oder den Sprecher. Auch würde ich Kindern und Eltern nur dann die Therapie empfehlen, wenn sie sich nach einer ausführlichen Information für die Therapie entscheiden. Ich würde niemanden zur Therapie überreden oder Familien unter Druck setzen - es muss eine freiwillige Sache sein. Deswegen ist es so wichtig, das Kind ins Boot zu holen, weil ja die Eltern bei den Kindern entscheiden und das Kind quasi der Leidtragende ist. Wenn das Kind abwartend bis ablehnend ist, sollte man überlegen, wie man es ins Boot holen kann, oder welche Alternativen es zur KIDS-Therapie gibt."

Wann ist die Therapie erfolgreich gewesen?

„Natürlich freue ich mich sehr, wenn es zur Remission kommt, doch ich kann ja nie wissen, ob und wie sehr sie im Einzelfall auf die Therapie zurückzuführen ist. Für mich ist die Therapie schon dann erfolgreich, wenn das Kind sich wieder traut, draufloszureden, wie ihm der Schnabel gewachsen ist, selbst, wenn es dabei noch stottert. Und wenn das in seinem Umfeld akzeptiert wird. Ich würde den Erfolg auf zwei Ebenen aufgliedern – die relevantere Ebene ist für mich, dass die Kommunikation wieder läuft und das Kind und seine Umgebung sich dabei wohlfühlen. Die zweite Ebene, die den Eltern häufiger wichtiger ist, ist die Sprechflüssigkeit. Wenn eine gewisse Sprechflüssigkeit oder ein gewisses Stottermanagement erreicht ist, ist das natürlich auch ein Erfolg, aber das bessere Selbstwertgefühl wirkt sich meist auch sehr positiv auf die Sprechflüssigkeit aus. Ich finde es außerdem besonders spannend, wenn ich merke, dass Kinder beginnen, Dinge selbst in die Hand zu nehmen. Wenn ich beispielsweise merke, dass Kinder selbstständig ein Stottersymptom bearbeiten, ohne dass wir es vorher gemeinsam trainiert haben. Ab diesem Zeitpunkt bin ich dann nicht mehr Therapeut, sondern nur noch Begleiter, und das finde ich sehr schön. Das gleiche gilt für die Eltern. Ich beobachte oft, dass in den Familien ganz viel passiert ist, ohne dass wir je direkt darüber gesprochen haben. Ich habe das Gefühl, da sind Dinge angestoßen, die von allein zu laufen anfangen. Wenn Eltern, die früher zum Beispiel häufiger Fehler des Kindes kritisiert haben, plötzlich Dinge, die dem Kind gelingen,

loben – wenn also insgesamt eine wertschätzendere Art in der Kommunikation der Familie entstanden ist, auch mit Geschwisterkindern – das ist eine schöne Erfahrung in der Therapie."

*Peter Schneider ist Logopäde und hat lange als Lehrlogopäde für Stottern gearbeitet. Zusammen mit Patricia Sandrieser hat er *KIDS* entwickelt und dazu Fortbildungen gegeben.

4.2.2 Stärker als Stottern

Stärker als Stottern – das Wichtigste in Kürze	
Therapieansatz	direkte Therapie (kombinierte Therapie)
Therapieformat	stationär (in Berg am Starnberger See bei München sowie in Dießen am Ammersee) intensiv (Basismodul) Gruppe (8-10 Kinder)
Dauer	15 Tage Basismodul 6-wöchiges strukturiertes Übungsprogramm (Handbuch) Nachsorge von 1 Jahr mit zwei Refreshern von je 4 Tagen; Teletherapeutische Unterstützung in der Nachsorge
Altersgruppe	Kinder von 8-13 Jahren Jugendliche und junge Erwachsene ab 13 Jahren
Ziel	Erlernen eines kompetenten Umgangs mit Stottern: das Stottern selbst, sowie die Einstellung zum Stottern verändern
Aufbau (nicht festgelegt)	angstfrei und locker stottern sein Stottern verändern sein Sprechen verändern

Ein weiteres Therapieangebot für stotternde Schulkinder und Jugendliche bietet die Intensivtherapie *Stärker als Stottern* (Thum, 2014), die am Starnberger See bei München sowie in Dießen am Ammersee stattfindet. Den unterschiedlichen Bedürfnissen verschiedener Altersgruppen entsprechend unterscheidet sich die Therapie für 8-13jährige leicht vom Therapieangebot für Jugendliche und junge Erwachsene. Therapiebeginn ist stets im August, beginnend mit einer 2-wöchigen Intensivphase (Sommerkurs), während der die TeilnehmerInnen vor Ort übernachten. Nach einer therapiefreien Zeit erfolgen im November und April des Folgejahres je 4-tägige Refresher sowie 12 und 24 Monate nach Therapiebeginn zweitägige Jahrestage. Die Zeit der Nachsorge wird mit 30 Teletherapieeinheiten begleitet. Da das Konzept inzwischen in vielen Fortbildungen weitervermittelt wurde, findet es auch zunehmend Anwendung als extensive Einzeltherapie in ambulanten sprachtherapeutischen Praxen.

Als direkte, kombinierte Stottertherapie vereint Stärker als Stottern die Prinzipien der Stottermodifikation (Van Riper) und des Fluency Shaping (Webster). Im Vordergrund stehen dabei Flexibilität und Autonomie. Drei grundsätzliche Umgangsweisen mit dem Stottern werden mit Hilfe einer Ampel symbolisiert (Thum, 2014). Rot steht dabei für die Akzeptanz des eigenen Stotterns und die Fähigkeit, Stottern ohne Sekundärsymptomatik zuzulassen. Erreicht wird dies über die aus der Stottermodifikation bekannten Methoden der Identifikation und Desensibilisierung. Die gelbe Ampelfarbe verweist auf die Modifikation als Sprechtechnik, um das eigene Stottern verändern zu können. Demgegenüber symbolisiert die grüne Ampelfarbe die Sprechtechnik des Fluency Shaping, die jedoch nicht dauerhaft, sondern situativ flexibel eingesetzt werden soll. Alle drei Ampelfarben stehen gleichberechtigt nebeneinander. Der Begriff der Autonomie verweist auf die zunehmende Selbstständigkeit des Kindes, je nach Situation passende Methoden einsetzen zu können. Dabei ist eine zeitliche Reihenfolge nicht festgelegt und die Arbeit an den Therapiebausteinen überschneidet sich bzw. verläuft oftmals parallel.

Beschreibung der Therapieerfahrung aus Sicht eines ehemaligen Therapieteilnehmers von SAS (Stärker als Stottern)*

„Den Leuten, die in Zukunft gegebenenfalls die ‚Stärker als Stottern' Therapie beginnen, möchte ich empfehlen, die dort gelernten Techniken auch wirklich anzuwenden und zu üben. Man sollte sich auch trauen, über seine eigene Grenze zu gehen, damit man gegenüber seinem Stottern desensibilisiert wird.

In meiner Gruppe haben die Leute eine unterschiedliche Stotterintensität gehabt, manche haben mehr, manche weniger gestottert, aber alle konnten von der Therapie profitieren. Das Wichtige ist, dass man motiviert ist, an der Therapie teilzunehmen, und auch die Bereitschaft hat, regelmäßig zu üben. Ohne Motivation wird die Therapie vermutlich nicht so gut helfen."

Veränderungen im Alltag

„Ich bin deutlich selbstbewusster und gesprächiger geworden, vor allem in der Schule. Ich bin auch extrovertierter geworden, vorher war ich eher schüchtern und habe sehr wenig gesagt. Sprechen vor der Klasse stresst mich nicht mehr so, ich habe auch fast gar keine negativen Gefühle mehr gegenüber meinem Stottern. Vor der Therapie habe ich mein Stottern gehasst. Das Stottern hat nur Pech für mich bedeutet, ich habe mich gefragt 'Warum ich?'. Nach der Therapie bedeutet es mir eigentlich gar nichts mehr, zu stottern – es hat keinen Einfluss mehr auf mein Leben. Das hat sich ziemlich geändert."

*Franz ist 16 Jahre alt und hat als Jugendlicher an *Stärker als Stottern* teilgenommen.

In der Vermittlung der Therapietechniken wird auf eine Werkzeugkiste zurückgegriffen, in der sich Gegenstände zur Symbolisierung der Techniken befinden. So steht beispielsweise die Lupe für verlangsamte Artikulationsbewegungen, das Stoppschild für das bewusste Beenden von Ankämpfverhalten und der Frosch für das kontrollierte, leichte Pseudostottern. Diese Gegenstände helfen, die Techniken zu verstehen, ihre Anwendung anzubahnen und im Therapieverlauf an ihre Anwendung zu erinnern.

Stärker als Stottern misst einer frühzeitigen und ausgeprägten In-vivo-Arbeit eine hohe Bedeutung zu. In-vivo (lateinisch *im Leben*) bezeichnet dabei Transferübungen außerhalb des klassischen Therapiesettings, die dazu dienen, erworbene Fähigkeiten im Alltag und unter therapeutischer Begleitung zu trainieren. In solchen Situationen zeigen sich stotterbezogene Gefühle wie Angst und Scham deutlich ausgeprägter. Daraus wird eine Übungshierarchie mit angst- und schambesetzten In-vivo-Situationen erstellt, die nach und nach, ggf. vorbereitend mit Rollenspielen, neu erlebt werden sollen.

*Beschreibung von Stärker als Stottern aus Sicht von Georg Thum**

Was macht das Besondere an diesem Konzept aus?

„Ein besonderes Merkmal bei ‚Stärker als Stottern' ist das sehr individualisierte Vorgehen, obgleich unsere Therapie in der Gruppe stattfindet. Zu Therapiebeginn wissen wir nicht, welche individuellen Therapieziele die einzelnen PatientInnen vor sich haben werden. Wir erfragen deren Bedürfnisse, sichten unsere Diagnostikergebnisse aus den ersten Therapietagen und legen daraufhin individualisierte Schwerpunkte für die Therapie fest. Die Idee ist, dass alle PatientInnen die Methoden aus unseren drei Ampelfarben, also unseren Therapiebereichen, kennenlernen. Die Idee soll nicht sein zu sagen: 'Schau mal, du hast ein Werkzeug, wende es an und das Stottern wird besser', sondern wir wollen sagen: 'Schau mal, du hast verschiedene Werkzeuge, wir finden gemeinsam heraus, welche Werkzeuge für dich interessant sein könnten'. Das nennen wir in der Therapie 'Umschalten'. Je nach Situation lernen die PatientInnen zwischen den unterschiedlichen Ampelbereichen flexibel umzuschalten. Ein Beispiel: Vielleicht will ich bei einem Referat eher sichergehen, dass wenig Stottersymptome auftauchen, und wende das prophylaktische Fluency Shaping an. Vielleicht schalte ich aber auch in die Ampelphase rot, lasse das trickfreie Stottern zu und traue mich zu stottern – das ist sehr individuell. Uns ist zudem wichtig, auf die psychosoziale Belastung durch das Stottern einzugehen. Das beinhaltet eben auch der Titel 'Stärker als Stottern': Ich kann mein Stottern auch aushalten."

Für wen eignet sich diese Therapie?

„Viele Jugendliche geben uns das Feedback, dass es für sie sehr wichtig ist, andere stotternde Gleichaltrige kennenzulernen und Sorgen, Nöte und Ängste zu teilen. Das Gruppengefühl spielt hier eine besondere Rolle. Auch die Kompetenzen und Chancen der anderen Teilnehmer zu entdecken ist eine der wichtigsten Erfahrungen in der Therapie. Insbesondere für diejenigen, die wenig bis keine anderen stotternden Kinder und Jugendlichen kennen, empfiehlt sich ein gruppentherapeutisches Setting.
Die Therapie ist gut für PatientInnen geeignet, bei denen die ambulante, extensive logopädische Therapie an Grenzen stößt. Aus der Erfahrung weiß ich: Das liegt meist nicht daran, dass Sprechtechniken nicht gut genug gelernt oder

vertieft wurden, sondern es fehlt oftmals der Transfer in den Alltag. Das kann extensive Therapie einfach nicht so umfänglich leisten – die zeitintensiven In-vivo-Übungen lassen sich nicht schnell in eine 60-minütige ambulante Sitzung hineinpacken. Bei Stärker als Stottern sind wir mitunter ganze Tage unterwegs, z.B. im Museum oder auf einer Bootsfahrt, eingerahmt mit Sprech- und Mutaufgaben. Die Kids tun nichts anders, als den ganzen Tag Fragen zu stellen und fremde Menschen anzusprechen. Das heißt, sie trainieren hochfrequent verschiedene Techniken in Alltagssituationen und sammeln neue Sprecherfahrungen. Das Übungsformat in der Gruppe steigert hierbei die Motivation."

Wie wird mit Rückfällen umgegangen oder damit, dass der gewünschte Therapieerfolg ausbleibt?

„Unsere Patienten profitieren unterschiedlich stark von der Therapie – das ist sicherlich bei allen Stottertherapien ähnlich. Bei Patienten, die einen Rückfall erleiden oder nicht die Erfolge erreichen, die sie sich erhofft haben, versuchen wir dies als Prozess zu sehen – den Rückfall als Chance zu begreifen und zu überlegen: 'Was brauchst du noch, was können wir dir bieten?'. Wir sind methodisch offen und zeigen, dass es verschiedene therapeutische Wege gibt und wir eventuell nicht die richtige Therapie am richtigen Zeitpunkt und richtigen Ort waren.

Ein Vorteil unserer Therapie ist, dass regelmäßig Refresherkurse stattfinden. Ehemalige Patienten, deren Therapie bereits beendet ist, können – je nach Bedarf – an Refresherkursen teilnehmen. Manchmal haben wir PatientInnen, die als Kinder bei uns waren und kommen dann nach vielen Jahren, z. T. als junge Erwachsene noch einmal. Wir haben festgestellt, dass so eine Auffrischung selbst viele Jahre nach Therapieende erstaunlich gut funktioniert."

*Georg Thum ist akademischer Sprachtherapeut, hat *Stärker als Stottern* mit Ingeborg Mayer konzipiert und leitet die Gruppe für Teilnehmende ab 13 Jahren bis zum jungen Erwachsenenalter.

4.2.3 FranKa und KiKu

FranKa / KiKu-Gruppentherapie – das Wichtigste in Kürze	
Therapieansatz	direkte Therapie (Fluency Shaping)
Therapieformat	stationär (in Bad Emstal bei Kassel) intensiv Gruppe (8-10 Kinder)
Dauer	*FranKa* (6-9 Jahre): 6 Tage Intensivtherapie, einjährige Nachsorgephase (3 Auffrischungswochenenden, Elternseminare bzw. 2 teletherapeutische Elternberatungssitzungen, Abschlusstermin nach 1 Jahr) *KiKu* (9-12 Jahre): 10 Tage Intensivtherapie, zehnmonatige Nachsorgephase (3 Auffrischungswochenenden, 15 teletherapeutische Sitzungen im Einzel- und Gruppensetting inklusive 3 Elternberatungssitzungen)
Altersgruppe	*FranKa*: 6-9 Jahre *KiKu*: 9-12 Jahre
Ziel	Zunahme der Sprechflüssigkeit durch Erlernen einer neuen, weichen Sprechweise
Aufbau	Sprechübungen am Computer Sprechtraining in Übungs-, Sprech- und Spielrunden Erste Übungen mit dem neuen Sprechen außerhalb der Therapieräume

Die Abkürzung *FranKa* steht für die Kooperation zwischen der Universitätsklinik Frankfurt und der Kasseler Stottertherapie, aus der die *FranKa*-Gruppentherapie für Kinder im Grundschulalter (6-9 Jahre) entstanden ist. Es handelt sich um eine intensive Gruppentherapie, für deren Dauer die Kinder und Eltern am Therapieort übernachten. Weiterhin gibt es ein Format namens *KiKu* (KinderKurs) für 9-12jährige Kinder. Für die jüngeren Kinder dauert die Intensivtherapie 6 Tage, während die älteren Kinder 10 Tage Therapie erhalten. In dieser Zeit erlernen sie schrittweise eine neue, weiche Sprechweise (Fluency-Shaping-Technik), bei der sie vor allem einen weichen Stimmeinsatz anwenden sollen, und üben deren Anwendung in unterschiedlichen Sprechsituationen. Eine Besonderheit ist dabei der Einsatz einer kindgerechten Therapiesoftware („flunatic junior“ oder „flunatic kiku“). Dieses Computerprogramm zeichnet die Stimmgebung in Echtzeit auf und visualisiert deren Verlauf. Dadurch erhalten Kind, Eltern und Therapeut eine Rückmeldung über die Qualität der Stimmeinsätze, die Kontinuität der Stimmgebung und die Sprechgeschwindigkeit. Sobald die Sprechtechnik sicher beherrscht wird, erfolgen während der Intensivphase Übungen außerhalb der Therapieräume.

Den Eltern kommt vor allem bei den 6-9jährigen Kindern eine große Bedeutung zu. Sie sind während der gesamten Therapiedauer anwesend, werden über Stottern aufgeklärt und erlernen ebenfalls die neue Sprechweise. Damit sollen sie in die Lage versetzt werden, den Transfer in den Alltag gezielt zu unterstützen und regelmäßiges Üben im Anschluss an die Therapie zu ermöglichen. Die Eltern der 9-12jährigen Kinder hingegen nehmen nur an zwei Wochenend-Elternseminaren zu Beginn und am Ende des Intensivkurses teil und lernen die Sprechtechnik in Grundzügen.

Für beide Therapieformate ist eine einjährige, strukturierte Nachsorgephase vorgesehen, in der weiterhin mit und ohne die Therapiesoftware geübt werden soll. Mehrere Auffrischungskurse von 2-3 Tagen ermöglichen in dieser Phase den Austausch von Erfahrungen, Reflexion, Bearbeitung von Schwierigkeiten und die Erarbeitung neuer Ziele.

*Persönliches Erleben des Kinderkurses aus Sicht eines Therapieteilnehmers**

„Ich fand es gut, dass man in der Therapie nicht die ganze Zeit vor dem Computer oder im Therapieraum sitzen musste, sondern dass wir immer unterschiedliche Sachen gemacht haben. Für Transfer-Übungen sind wir zum Beispiel in verschiedene Geschäfte gefahren oder haben dort angerufen und das weiche Sprechen geübt. Wir haben auch Interviews mit Leuten auf der Straße geführt. Die Therapie war durch diese unterschiedlichen Situationen sehr abwechslungsreich. Mir persönlich hat die Therapie sehr geholfen und es hat sich gelohnt, dort mitzumachen. Die Verpflegung ist gut, es macht viel Spaß, weil man eine Woche keine Schule hat, viele Ausflüge macht und viele neue Leute kennenlernt. Es nehmen viele andere stotternde Menschen an der Therapie teil, man merkt, dass man mit dem Stottern nicht alleine ist, und das tut gut und ist sehr motivierend.“

Veränderungen im Alltag

„Bei meinen Freunden benutze ich die Technik nicht so oft, aber in der Schule oder beim Einkaufen wende ich die Technik oft an und sie hilft mir sehr. Ich brauche nicht so lange für die Beantwortung einer Frage, sondern spreche wieder flüssiger. Und ich fühle mich sicherer in Gesprächen. Allerdings gibt es schon noch Situationen, wo es nicht so gut funktioniert mit dem flüssigen Sprechen. Man sollte also nicht in die Therapie gehen und denken, dass das Stottern danach komplett weg ist. Es ist noch da, aber das Sprechen funktioniert insgesamt viel besser als vorher. Wenn man das weiche Sprechen regelmäßig anwendet, hält der positive Effekt der Technik sehr lang an. Man sollte die Technik daher auf jeden Fall in regelmäßigen Abständen anwenden, damit das Sprechen flüssig bleibt."

*Constantin ist 13 Jahre und war zum Zeitpunkt des Interviews aktiver Therapieteilnehmer des Kinderkurses

*Beschreibung von FranKa und KiKu aus Sicht von Evamaria Hermann**

Was macht das Besondere an diesem Konzept aus?

„Der Fokus der Therapie ist die Etablierung eines neuen Sprechmusters; hauptsächlich wird bei den 9-12-jährigen Kindern der weiche Sprecheinsatz verwendet. Anschließend ist der Transfer der Sprechtechnik in den Alltag wichtig. Die Kinder sollen das neue Sprechverhalten in verschiedenen Alltagssituationen trainieren und erfolgreich umsetzen. Auch der eigene Umgang mit dem Stottern und die Haltung zum Stottern spielen eine größere Rolle in der Therapie. Hier werden auch die Eltern miteinbezogen, damit diese zuhause im familiären Umfeld Unterstützung bieten können und die Kinder bei dem Transfer der Sprechtechnik in den Alltag unterstützen können. Wir kommunizieren klar, dass Stottern in diesem Alter nicht heilbar ist und immer ein Teil der Kommunikation bleiben wird, aber dass man es eben durch gewisse Sprechtechniken und Methoden sehr gut kontrollierbar machen kann."

Für wen eignet sich diese Therapie?

„Wir empfehlen die Therapie bei stotternden Kindern, die einen gewissen Leidensdruck haben und somit auch die Motivation daraus resultiert, etwas

ändern zu wollen. Es gibt auch Kinder, die ihr Stottern akzeptieren und keine negativen Erfahrungen damit gemacht haben, diese benötigen nicht unbedingt Therapie. Aber die Kinder, die sich durch das Stottern beeinträchtigt fühlen und etwas ändern möchten, bei denen ist die Weiche gestellt, die Therapie anzugehen. Auch Kindern, bei denen eine ambulante logopädische Therapie nicht die gewünschten Erfolge gebracht hat und bei denen eine intensive Therapie gegebenenfalls eine andere Perspektive bietet, können wir die Therapie empfehlen."

Wann ist die Therapie erfolgreich gewesen?

„Die Therapie ist erfolgreich gewesen, wenn die Kinder am Ende oder im Laufe des Therapiejahres von sich aus sagen können: 'Ich bin zufrieden mit meinem Sprechen, es ist ok, wenn Stottern manchmal passiert, aber ich weiß, ich habe da etwas in der Hinterhand, mit dem ich mir helfen kann'. Es soll sich also eine gewisse Sprechzufriedenheit und Zufriedenheit mit dem eigenen Kommunikationsverhalten zeigen. Natürlich ist es auch ein Erfolg, wenn die Kinder flüssiger sprechen als am Anfang, aber für uns Therapeuten ist der Umgang und das Akzeptieren des eigenen Sprechens, auch wenn noch Stottern auftreten sollte, am wichtigsten."

Wie wird mit Rückfällen umgegangen oder damit, dass der gewünschte Therapieerfolg ausbleibt?

„Wenn die Sprechrestrukturierungsmaßnahme, mit der wir arbeiten, nicht so anschlägt, z.B. wegen Umsetzungs- oder Akzeptanzproblemen, dann schauen wir zunächst: Was können wir vielleicht noch anderweitig anbieten? Können wir andere Techniken wie Pausensetzung oder die Reduktion des Sprechtempos anwenden? Wenn es immer noch schwierig bleibt, empfehlen wir manchmal auch andere, für den jeweiligen Patienten passendere Therapieverfahren. In unserer Therapie findet die Desensibilisierung gegen das Stottern am Anfang der Therapie statt, aber nicht im gleichen Umfang wie bei anderen Therapien. Wenn wir merken, dass Klienten nicht die Erfolge haben, die sie sich selbst am Anfang der Therapie gesetzt haben, dann gehen wir damit beratend um und versuchen, eine andere Lösung für die Patienten zu finden. Unser Konzept passt nicht 100% bei jedem Patienten, daher ist es wichtig, dass wir in Fällen, wo es nicht wie gewünscht funktioniert, intensiv beraten und zur Seite stehen."

* Evamaria Hermann ist klinische Linguistin und arbeitet als Therapeutin beim Institut der Kasseler Stottertherapie.

4.2.4 Weitere verhaltenstherapeutische Therapieangebote im Grundschulalter

Im Grundschulalter ist der Stottermodifikationsansatz in Deutschland weit verbreitet. Therapien nach diesem Ansatz werden überwiegend ambulant in sprachtherapeutischen/logopädischen Praxen angeboten. Ergänzt werden diese durch (teil)stationäre, intensive Therapieangebote, die häufig als Gruppentherapien durchgeführt werden. Nähere Informationen über verschiedene Angebote bietet die Broschüre *Stottertherapie intensiv* der Bundesvereinigung Stottern & Selbsthilfe (BVSS, 2022).

4.3 Therapien für Jugendliche und Erwachsene

Die Therapie von Stottern bei Jugendlichen und Erwachsenen darf als anspruchsvoll bezeichnet werden. In der Regel besteht das Stottern seit vielen Jahren, eine Remission ist so gut wie ausgeschlossen und die Symptomatik ist in der Regel vielschichtig (vgl. Kapitel 2.5f). Viele haben negative Erfahrungen mit ihrem Stottern gesammelt und sind in ihrer Lebensqualität deutlich beeinträchtigt. Fast immer haben bereits Stottertherapien stattgefunden, jedoch haben diese nicht oder nicht dauerhaft den gewünschten Erfolgt gebracht. Die hier ausführlicher dargestellten Therapieverfahren sowie die weiter unten benannten Varianten berücksichtigen diese Situation explizit in ihrem therapeutischen Vorgehen und sind daher Beispiele für qualitativ hochwertige Stottertherapien.

4.3.1 Intensiv-Modifikation Stottern (IMS)

Intensiv-Modifikation Stottern (IMS) – das Wichtigste in Kürze	
Therapieansatz	direkte Therapie (Stottermodifikation)
Therapieformat	ambulant (in Köln) intensiv, in Intervallen Gruppe (ca. 6 TeilnehmerInnen)
Dauer	1 Jahr (1 Therapiewochenende pro Monat) Nachsorgephase über 1 Jahr mit 2 Auffrischungswochenenden
Altersgruppe	ab 14 Jahre
Ziel	Zunahme der Sprechflüssigkeit (durch Modifikationstechniken) Besserer Umgang mit dem eigenen Stottern Abbau von Vermeidungsverhalten
Aufbau	1. Identifikation 2. Desensibilisierung 3. Modifikation 4. Stabilisierung

Die *Intensiv-Modifikation Stottern* (*IMS*) wird seit 2001 in Köln als Gruppentherapie für stotternde Jugendliche und Erwachsene angeboten. Der *IMS*-Ansatz basiert auf Erfahrungen mit der Van Riper Therapie sowie der amerikanischen Stottermodifikationstherapie *SSMP (Succesful Stuttering Management Program)*. Das Format unterscheidet sich von anderen Gruppentherapien für stotternde Erwachsene durch das ambulante Intensiv-Intervall-Format. Dies bedeutet, dass die TeilnehmerInnen an einem Therapietag pro Monat (Samstag) und insgesamt 12 Therapietagen über ein Jahr hinweg teilnehmen, jedoch nicht gemeinsam am Therapieort untergebracht sind. Während der Therapietage finden überwiegend Gruppensitzungen, jedoch auch Einzelsitzungen statt, die von zwei Therapeuten begleitet werden. Die sich anschließende Nachsorgephase erstreckt sich über ein weiteres Jahr; in dieser Zeit werden Auffrischungssitzungen zur Stabilisierung der Therapieerfolge angeboten.

Inhaltlich ist die Therapie stark an die Stottermodifikation nach Van Riper angelehnt und zielt auf ein möglichst flüssiges Sprechen, jedoch auch eine Reduktion der Belastung durch Stottern. Die Phasen entsprechen ebenfalls den klassischen Phasen der Stottermodifikation, nämlich Identifikation, Desensibilisierung, Modifikation und Stabilisierung (Zückner, 2021b). Allerdings wurden einige inhaltliche Änderungen vorgenommen. Zum einen wird in der Phase der Desensibilisierung das sogenannte Nettostottern eingeführt. Dieses unterscheidet sich vom Pseudostottern (absichtlichem Stottern) dadurch, dass eigenes Stottern zugelassen wird, dabei jegliches Begleitverhalten bewusst weggelassen und das Stottersymptom nicht frühzeitig gestoppt wird. Dies bewirkt sowohl eine Reduktion des Begleitverhaltens als auch eine Abhärtung gegen die eigenen Kernsymptome, die über den Einsatz von Pseudostottern ausgebaut wird. Weitere Bestandteile der Desensibilisierung sind die Abhärtung und der Umgang mit (negativen) Zuhörerreaktionen sowie die offene Ankündigung des eigenen Stotterns, um dessen Tabuisierung zu durchbrechen.

Veränderungen im Alltag aus Sicht eines ehemaligen Therapieteilnehmers der IMS*

„Meine Einstellung zum Stottern hat sich verändert. Es ist ein Prozess in Gang gekommen, der dazu führt, dass ich wirklich mehr zu meinem Stottern stehe. Ich kann noch nicht hundertprozentig in jeder Situation sagen: 'Ja, ich stottere' oder 'Mein Stottern ist nicht so wild', aber schon in vielen Situationen. Ich kann das Stottern nun auch weniger emotional sehen, vor allem in den In-vivo-Übungen. Das überträgt sich auch auf meinen Alltag. Vor der Therapie habe ich mich in relativ wenigen Situationen als stotternder Mensch geoutet, vor

allem vor Freunden. Jetzt, während der IMS-Therapie, habe ich gemerkt, dass es mich nicht mehr so stört, mein Stottern selbst anzusprechen. Dadurch, dass nicht mehr so ein großer Elefant im Raum ist und ich das Stottern anspreche, fallen mir viele Kommunikationssituationen leichter."

Persönliches Erleben der Therapie

„Den Therapeuten merkt man an, dass sie mit Leidenschaft dabei sind, jahrelange Erfahrung haben und sich sehr engagieren für die Teilnehmer, sodass man sich als Teilnehmer an den Therapietagen sehr wohlfühlen kann. Was mich auch sehr beeindruckt hat, ist, dass man manchmal mit einfachen Mitteln schon eine riesige Wirkung erzielen kann. Bei mir war das vor allem in der Desensibilisierungsphase so. Zum Beispiel habe ich gemerkt, dass mir die Anwendung einer Sprechtechnik im Gespräch mit Fremden leichter fiel, wenn ich bewusst den Blickkontakt zum Gegenüber hielt. So zu sprechen war sehr befreiend. Das hat mir Mut gemacht, und einige Kommunikationssituationen sind dadurch viel einfacher geworden. Ich bin oft mit einem stolzen Gefühl und mit viel Sprechselbstvertrauen aus den Therapietagen herausgegangen, was mir Aufwind für den Alltag gegeben hat."

* Jacob ist 25 Jahre alt und hat die IMS-Therapie vor kurzem absolviert.

In der Modifikationsphase wird, anders als bei Van Riper, auf die Technik *Cancellation* (Nachbesserung) verzichtet und stattdessen werden der *Pull-out* sowie die *Prolongation*, eine Variante des Preparatory Set, vermittelt. In der zeitlichen Reihenfolge wird zunächst die Technik der Prolongation mithilfe des Zeitlupensprechens von Silben angebahnt und anschließend im Therapieraum sowie in In-vivo-Transfers trainiert. Der Pull-out wird zeitlich etwas später vermittelt und dann ebenfalls innerhalb wie auch außerhalb des therapeutischen Settings geübt.

PatientInnen, die eine Therapie nach der *Intensiv-Modifikation Stottern* beginnen, können therapiebegleitend ein Patientenpakt (Zückner, 2021a) nutzen, welches Informationen, Übungsaufgaben sowie eine Übungs-CD enthält.

*Beschreibung der IMS-Therapie aus Sicht von Hartmut Zückner**

Für wen eignet sich diese Therapie?

„Eine Therapieempfehlung ist nicht abhängig von der Stärke des Stotterns, denn die Stärke des Stotterns korreliert selten mit dem Leidensdruck. Einen großen Vorteil haben Patienten, die schon ihr Vermeidungsverhalten aufgegeben haben oder bisher gar nicht vermeiden. Menschen mit einem starken Stottern können sicher von der Bearbeitung des Stotterns in der IMS-Therapie profitieren, aber da wir auch desensibilisierend arbeiten und die psychische Belastung in den Griff nehmen, ist im Grunde genommen der Leidensdruck der entscheidende Faktor für eine Therapieempfehlung. Das heißt, Patienten, für die unsere Therapie nicht geeignet wäre, sind die, die rein auf eine Technik setzen würden, und die kein Interesse daran haben, sich umfassend mit ihrem Stottern auseinanderzusetzen. Jemand der sagt: 'Ich will nicht an die Emotionen, ich will mein Stottern mit Techniken in den Griff kriegen', bei dem wäre es fraglich, ob er sich auf unser Therapiekonzept einlässt. Die Voraussetzung für unsere Therapie ist, dass Patienten sagen: ‚Ich erkläre mich bereit, mir alle Facetten des Stotterns anzugucken'.

Wann ist die Therapie erfolgreich gewesen?

„Den Therapieerfolg machen wir grundsätzlich nur von der subjektiven Bewertung des Patienten abhängig. Es ist schön, wenn Patienten eine Absenkung der Stotterrate zeigen oder gut desensibilisiert sind. Das messen wir alles. Aber das harte Kriterium ist: Ist ein Patient am Ende der Therapie mit dem Therapieerfolg, den er erreicht hat, zufrieden? Das kann eine motorische Zufriedenheit sein, wenn der Patient weniger stottert oder sein Stottern schnell verflüssigen kann, das kann aber auch, und das ist mir fast wichtiger, eine eher psychisch-mentale Zufriedenheit sein: Der Patient weiß dann, dass er gut mit seinem Stottern umgehen kann. Andreas Starke hat immer gesagt: Therapieerfolg bedeutet, wenn der stotternde Mensch am Leben so teilnimmt, als wenn er ein nicht-stotternder Mensch wäre. Das ist meiner Meinung nach eine sehr gute Definition von Therapieerfolg. An diesen Punkt würden wir gerne unsere Patienten hinbringen: dass sie ein Leben leben, in dem Stottern entweder keine Rolle mehr spielt oder einen untergeordneten Platz hat. Wenn Stottern von Problem 3 im Leben auf Problem 57 im Leben reduziert wird, wenn es nicht

mehr ein zentrales Problem im Leben ist und auch nicht mehr an die Vermeidung bestimmter Kommunikationssituationen oder bestimmter Interaktionen verknüpft ist, dann ist die Therapie erfolgreich gewesen."

Wie wird mit Rückfällen umgegangen oder damit, dass der gewünschte Therapieerfolg ausbleibt?

„Bei Rückfällen analysieren wir genau, warum ein Patient nicht zufrieden ist. Aus dieser Analyse ergibt sich meist eine klare Definition daraus, was dem Patienten fehlt oder was er noch braucht. Bei Rückfällen bieten wir an, jederzeit eine Auffrischung, einen Refresher zu machen. Die Refresher gehören zum Therapieprogramm dazu, bei Rückfällen kann ein Refresher zeitnah besucht werden. Mit dem Leben verändert sich die Belastung durch das Stottern. Man kann in einer Biografie nicht vorhersehen, was zukünftig beruflich oder privat passiert. Deswegen ist unsere Meinung, dass es für jeden Patienten die Möglichkeit geben muss, zurückzukommen und bei Rückschlägen nach einer veränderten Lebenssituation noch einmal mit dem Stottern zu arbeiten. In dem Sinne gibt es keine endliche Stottertherapie, sondern es gibt immer die Möglichkeit, bei neuen Herausforderungen auch weiterzuarbeiten und weiterzukommen. Was wir außerdem immer empfehlen, ist, dass sich unsere Patienten gesellschaftlich im Bereich der Stotternden engagieren, z.B. in der Bundesvereinigung, Workshops und Seminare machen und ähnliches. Ich glaube, die Wirkung der Angebote der Bundesvereinigung Stottern & Selbsthilfe ist in einem großen Maße auch mitunterstützend, wenn Leute in Therapie gehen oder an ihrem Stottern arbeiten wollen."

* Hartmut Zückner ist Logopädie und hat lange als Lehrlogopäde gearbeitet. Er hat die IMS konzeptioniert, hält Fortbildungen dazu und bietet die Therapie gemeinsam mit Winfried Heil sowohl im Intensiv-Intervall-Format als auch ambulant an.

4.3.2 Kasseler Stottertherapie (KST)

Kasseler Stottertherapie (KST) – das Wichtigste in Kürze	
Therapieansatz	Fluency Shaping (Sprechrestrukturierung)
Therapieformat	stationär (in Bad Emstal bei Kassel) intensiv (13 Tage) Gruppe (ca. 6-8 TeilnehmerInnen) Variante: Online-Therapie
Dauer	2 Wochen Nachsorgephase von 10 Monaten mit 2 Auffrischungskursen und teletherapeutischer Betreuung
Altersgruppe	Jugendliche und Erwachsene ab 13 Jahre
Ziel	Zunahme der Sprechflüssigkeit (durch eine neue Sprechweise)
Aufbau	Wahrnehmungsförderung, Atem-, Körper- und Sprechkoordination Sprechübungen am Computer Übungen in der Gruppe Training des Sprechens (Vorträge, Lesen, Telefon In-vivo-Arbeit

Die *Kasseler Stottertherapie* (KST) ist ein Therapieverfahren für Erwachsene, die stottern, das dem Ansatz des Fluency Shaping (Sprechrestrukturierung) zuzuordnen ist. Angeboten wird die Kasseler Stottertherapie bereits lange als stationäres Therapiekonzept, bei dem die TeilnehmerInnen in einer Gruppe 13 Tage in Bad Emstal bei Kassel verbleiben. Ziel der ersten Woche ist insbesondere das Erlernen der neuen Sprechtechnik. Diese besteht aus einem weichen Stimmeinsatz und einer gebundenen Phonation, die zunächst in verlangsamtem Tempo eingeübt werden (Neumann et al., 2016). Beim Erlernen und Üben der Sprechtechnik wird das Computerprogramm flunatic! regelmäßig als sogenanntes Biofeedbackverfahren eingesetzt. Dabei zeichnet die Software das Sprechen des Teilnehmers auf und gibt ein visuelles und auditives Feedback über die Angemessenheit der Ausführung. Wie bei Fluency-Shaping-Verfahren üblich, wird der Schwierigkeitsgrad der Übungen systematisch gesteigert, bis die Sprechtechnik im spontanen Sprechen eingesetzt werden kann. Sobald dies möglich ist, wird die Sprechtechnik nicht nur am Computer, sondern auch in diversen Gruppenübungen und -spielen eingeschliffen und die Erfahrungen werden reflektiert. Die zweite Woche steht im Zeichen des Transfers und der Vertiefung der erlernten Sprechweise. Sie soll bei Vorträgen, Lese- und Telefonübungen eingesetzt werden und Transferübungen werden auch außerhalb des Therapiesettings (z.B. in Geschäften und der Fußgängerzone) durchgeführt.

*Beschreibung der Kasseler Stottertherapie (KST) aus Sicht eines Therapieteilnehmers**

„Ich würde die KST als sehr konsequent beschreiben – es wird dafür gesorgt, dass man als Therapieteilnehmer immer dranbleibt, und das finde ich perfekt umgesetzt. Zum einen gibt es ein Computerprogramm, mit dem man regelmäßig übt, ansonsten übernehmen die Krankenkassen die Kosten nicht. Das regelmäßige Üben ist sehr wichtig, man kann nicht erwarten, dass das Stottern nach zwei Wochen Intensivtherapie weg ist und die ganzen Abläufe, die im Gehirn durch das Stottern verändert sind, sich kurzfristig ändern. Das konsequente und regelmäßige Üben ist einfach das A und O. Wichtig war mir ebenfalls, dass die Therapie nicht nach dem Intensivkurs abgeschlossen ist, sondern noch 8-9 Monate weitergeht.
Als Therapieteilnehmer hat man bei der KST viel Eigenverantwortung, ist aber jederzeit gut durch die Therapeuten begleitet und angeleitet. Für alle Anliegen gibt es einen Ansprechpartner und es werden Vorgaben und Empfehlungen zum weiteren Vorgehen gemacht. Die Umsetzung liegt dann bei einem selbst. Es wird immer reflektiert, dass man die Übungen nur für sich macht, und dabei wird man motiviert und unterstützt.
Richtig gut an der KST finde ich auch, dass einem die Theorie vermittelt wird, woraus das Stottern besteht und was es auslöst. Es ist auch wichtig gewesen zu erfahren und darüber nachzudenken, wie Stottern die Gefühle beeinflusst. Zum Beispiel haben viele stotternde Menschen die ständige Angst, dass man eine Bestellung im Geschäft oder Restaurant nicht richtig aussprechen kann, weil da bestimmte Buchstaben enthalten sind, bei denen man stottert. Das kann schon richtig auf die Psyche gehen und es ist wichtig, dass man weiß, dass Stottern nicht nur ein Sprachfehler ist, sondern was noch dahintersteckt – das wurde in der Therapie sehr gut erklärt."

Persönliches Erleben der Therapie

„Richtig gut fand ich, dass Videoaufnahmen vom ersten Tag und letzten Tag des Intensivkurses gemacht wurden. Zu beiden Zeitpunkten haben wir Passanten in der Stadt interviewt und eine Person am Telefon angerufen. Durch die Aufnahmen von den beiden Zeitpunkten konnte man direkt vergleichen, was sich durch die zwei Wochen Therapie beim Sprechen geändert hat, und das war eine riesige Motivation, das hat mich für den weiteren Therapieverlauf definitiv angespornt.

Sehr hat mir auch gefallen, dass man oft ins kalte Wasser reingeschmissen wird für manche Transferübungen. Das hat immer einen großen Lerneffekt. Ich glaube, man lernt mehr, wenn man Übungen auf der Straße, in Geschäften oder am Telefon macht, im Gespräch mit fremden Leuten, als wenn man die Technik nur im Therapieraum ausprobiert."

*Finn, 24 Jahre, war zum Zeitpunkt des Interviews Teilnehmer der *Kasseler Stottertherapie.*

Im Anschluss an die Intensivwochen folgt eine 10-monatige Nachsorgephase. Für diese Zeit besteht eine Compliance-Vereinbarung mit der Krankenkasse, die die Therapiekosten übernimmt. Diese fordert vom Teilnehmer kontinuierliches, eigenständiges Üben, das in Bezug auf Anzahl und Dauer über die Therapiesoftware aufgezeichnet und an die Krankenkasse übermittelt wird. Des Weiteren finden zwei 3-tägige Auffrischungskurse vor Ort statt und wird eine teletherapeutische Betreuung angeboten.

Seit 2014 bietet die *Kasseler Stottertherapie* wahlweise auch eine Online-Therapie für stotternde Jugendliche und Erwachsene an, die vollständig digital erfolgt. Sie erstreckt sich insgesamt über ein Jahr, wobei die Intensivphase mit 5-6 Therapietagen, die über 10 Tage verteilt sind, kürzer ausfällt. Der weiche Stimmeinsatz wird dabei zunächst in Einzeltherapiesitzungen von 3-6 Stunden pro Tag erlernt und mit der Therapiesoftware eingeübt. Später erfolgen Übungen überwiegend in Gruppensitzungen. Die Vertiefung der neuen Sprechtechnik und erste Übungen in vivo (im Alltag) finden im zweiten Monat statt. Diese werden über 2 Einzel- und 6 Gruppensitzungen verteilt. Im dritten und vierten Monat wird das In-vivo-Training ausgeweitet, um einen Transfer der Sprechtechnik in den Alltag zu erreichen. Die Frequenz von Einzel- und Gruppensitzungen bleibt annähernd gleich. Die Monate fünf bis acht dienen dann der Aufrechterhaltung des Gelernten, wohingegen im neunten und zehnten Monat ein Abschlussgespräch und ein Kontrolltermin stattfinden. Die Übergänge zwischen Therapie und Nachsorge sind in diesem Onlineformat eher fließend.

*Beschreibung der Kasseler Stottertherapie aus Sicht von Evamaria Hermann**

Was macht das Besondere an diesem Konzept aus?

„Der Fokus der Therapie liegt in der Etablierung eines neuen Sprechmusters. Sowohl der weiche Einsatz als auch die Bindung werden trainiert. Außerdem ist das Alltagstraining in verschiedenen Situationen ein Schwerpunkt der Therapie – stark vertreten sind Telefontraining und Situationen aus dem Berufs-, Schul- oder Studienalltag. Auch Beratungsgespräche in Geschäften werden trainiert."

Für wen eignet sich diese Therapie?

„Wir empfehlen die Therapie für Patienten, die – unabhängig von ihrer Kern- oder Begleitsymptomatik – Unzufriedenheit oder Leidensdruck wegen ihres Stotterns empfinden. Wenn Patienten sich nicht wohlfühlen mit dem Stottern oder wichtige Änderungen im Leben wie die Abiturprüfung, Studienbeginn oder Berufsausbildung anstehen und das Stottern diesbezüglich als Beeinträchtigung angesehen wird, dann ist die Therapie genau richtig. Auch jemand mit geringerer Symptomatik kann sehr leiden, das ist nicht zu unterschätzen. Es soll seitens des Patienten auf jeden Fall der Wunsch zur Veränderung bestehen. Und der Patient sollte sich bewusst sein, dass er in der Therapie lernt, mit einem anderen, anfangs auffälligen, aber auch flüssigen und kontrollierbaren Sprechmuster den Alltag zu bestreiten."

Wann ist die Therapie erfolgreich gewesen?

„Die Therapie ist dann erfolgreich, wenn die Patienten mit ihrem Sprechen zufrieden sind und Vertrauen in ihre eigene Kommunikationsfähigkeit erlangt haben. Wenn Kommunikationssituationen, die den Patienten vor Beginn der Therapie Angst gemacht haben, nach der Therapie ohne Bauchschmerzen angegangen werden, ist das ein großer Erfolg. Schön ist, wenn die Patienten auch eine hohe Sprechflüssigkeit durch die Therapie erlangt haben, aber am wichtigsten ist die Zufriedenheit mit der Kommunikation."

Wie wird mit Rückfällen umgegangen oder damit, dass der gewünschte Therapieerfolg ausbleibt?

„Im Lauf der Therapie kann es vorkommen, dass schwierige Alltagssituationen auftreten, in denen die Sprechtechnik nicht gut umgesetzt werden kann. So eine schwierige Situation wird durch uns Therapeuten in den Online-Sitzungen oder am Refresher-Wochenende aufgefangen. Wir beraten dann die Patienten und analysieren gemeinsam, welche internen und externen Faktoren die Kommunikationssituation erschwert haben und welche Strategien für die Zukunft Abhilfe schaffen können. Wenn Patienten sich mit der zunächst auffälligen Sprechtechnik nicht in allen Alltagssituationen anfreunden können, werden die Bausteine der Therapie anders zusammengesetzt. Beispielsweise können dann die bewusste Verwendung von Sprechpausen oder die Anpassung der Sprechgeschwindigkeit eine Rolle spielen. Wenn es einen Patienten gibt, der mit der Therapie nicht die Ziele erreichen kann, die er sich gesetzt hat, stehen wir als Therapeuten beratend zur Seite und geben Empfehlungen für andere Maßnahmen oder Therapieverfahren."

Wie sind die Therapiegruppen zusammengesetzt?

„In der Kasseler Stottertherapie kommen Menschen mit unterschiedlichem Alter und sozioökonomischem Status in der Therapiegruppe zusammen. Das hat manchmal zur Folge, dass Jugendliche, die noch zur Schule gehen, mit einem Rentner, der noch gar keine Therapieerfahrung gesammelt hat, zusammentreffen. Ein Querschnitt durch die deutsche Gesellschaft trifft sich dann in der Therapie. Wir haben damit positive Erfahrungen gemacht – die Gruppen finden sich gut zusammen und haben gemeinsam viel Spaß. Das ist auch für die Therapeuten immer wieder spannend, kein Kurs gleicht dem anderen. Ich finde die gemeinsamen Erfolgserlebnisse mit Therapieteilnehmern sehr bereichernd. Es ist schön zu beobachten, wie erleichtert die Teilnehmer nach den ersten Erfahrungen der In-vivo-Arbeit sind und wie sie sich mehr und mehr ihren vorher mit Angst belegten Kommunikationssituationen stellen."

* Evamaria Hermann ist klinische Linguistin und arbeitet als Therapeutin beim Institut der Kasseler Stottertherapie.

4.3.3 Bonner Stottertherapie

Bonner Stottertherapie – das Wichtigste in Kürze	
Therapieansatz	Kombinierte Therapie
Therapieformat	stationär (in Bonn), bis auf das Wochenende (Fr – So) Intensiv, in Intervallen Gruppe (12 TeilnehmerInnen)
Dauer	10 Wochen: 5 Wochen Basisbehandlung, 3 Wochen Erweiterungsbehandlung, 2 x 1 Woche Auffrischungsbehandlung
Altersgruppe	ab 14 Jahren
Ziele	Abbau von Tabuisierung, Angst/Scham und Vermeidungsverhalten Möglichst kontrolliertes und flüssiges Sprechen Umsetzung in möglichst allen relevanten Alltagssituationen Langfristige Stabilisierung
Aufbau	Stärkung von Selbstbewusstsein, Offenheit und Kontaktfreudigkeit Erlernen und Festigen von Modifikations- und Fluency-Shaping-Techniken

Die *Bonner Stottertherapie* wurde von dem akademischen Sprachtherapeuten und selbst Betroffenen Holger Prüß entwickelt und wird seit 1989 an der LVR-Klinik Bonn als Intensiv-Intervalltherapie angeboten. In einer Gruppe werden etwa 12 Jugendliche und Erwachsene aufgenommen. Die 8-wöchige Therapie ist in zwei Phasen von 5 bzw. 3 Wochen aufgeteilt. Während dieser Zeit sind die Teilnehmenden von Montag bis Freitag stationär untergebracht. Therapiesitzungen erstrecken sich über den ganzen Tag in Form von Groß- und Kleingruppen sowie Einzeltherapie (Prüß, Holger & Richardt, Kirsten, 2014). Die Wochenenden verbringen die TeilnehmerInnen zu Hause. Zwei weitere Wochen sind Bestandteil der sich anschließenden Nachsorgephase, so dass die gesamte Therapie sich intervallmäßig über ein Jahr erstreckt. Ergänzt wird die Nachsorge durch kostenfreie Angebote, wie z.B.

Telefonkontakte, wöchentliche Teletherapie-Runden sowie Refresher-Tage. Während Erwachsene für die stationäre Behandlungsdauer krankgeschrieben werden, erhalten SchülerInnen vor Ort Schulunterricht in Kleingruppen.

*Persönliches Erleben der Therapie aus Sicht einer ehemaligen Therapieteilnehmerin**

„Bei der Bonner Stottertherapie finde ich wichtig und für diese spezielle Therapie herausragend, dass der individuelle Angstabbau eine große Rolle spielt. Ich hatte von vorneherein das Gefühl, dass ich hier als Person gesehen werde und die Probleme, die man hat, sehr individuell und flexibel angegangen werden. Zwei ganze Wochen wurde einem beigebracht, wie man mit der Angst umgehen kann – dazu gehörte auch viel Umwelttraining, also Training draußen, außerhalb des Therapieraumes. Dieser Angstabbau fand statt, ohne zuvor eine Methode oder Technik trainiert zu haben und schon flüssiger sprechen zu können. Ich habe vor der Therapie das Gefühl gehabt, dass ich nie gelernt habe, mit meinem eigenen Stottern herauszugehen. Im Umwelttraining haben wir primär gestottert, also die Mitbewegungen und alles, was man sich zusätzlich angeeignet hat, wurden reduziert, damit man es etwas leichter hat. Aber dann sind wir rausgegangen mit dem eigenen Stottern. Das hat mir sehr geholfen. Früher hatte ich oft das Gefühl, dass ich aufgeschmissen bin, wenn ich die in der Therapie gelernte Technik in einer bestimmten Situation, in der ich zum Beispiel sehr gestresst bin, nicht anwenden kann. Ich hatte dieses Gefühl, weil ich nicht gelernt habe, mit dem eigentlichen Stottern umzugehen. Das ist jetzt anders."

Umgang mit Rückfällen

„In meinem Studium gibt es immer Situationen, die schwierig sind, z.B. Vorträge oder bestimmte Alltagssituationen. Als ich gemerkt habe, dass ich hohen Druck habe und in bestimmten Situationen manche Techniken nicht gut umsetzen kann durch den Stress, habe ich mich in die regelmäßige Skype-Runde der Bonner Stottertherapie eingewählt. Mir wurden dort Tipps gegeben, was ich machen kann und wie ich die Techniken trotz Stress noch sicher umsetzen kann. Außerdem hilft das Übungsbuch der Therapie dabei, regelmäßig am Ball zu bleiben und die Umsetzung der Techniken nicht zu verlernen. Insgesamt wird viel Zeit auf jeden einzelnen Schritt der Therapie verwendet und auch viel

in Alltagssituationen trainiert – dies ist unter anderem durch die lange und intensive Dauer der Therapie sowie die Krankschreibung möglich, die man als Therapieteilnehmer erhält. Ich finde dies absolut sinnvoll – wir stottern schon unser ganzes Leben lang und es braucht Zeit, die Therapieinhalte zu erlernen. Bei der Bonner Stottertherapie ist dieser Prozess sehr sehr gut vorbereitet und durchdacht."

* Anna, 27 Jahre, war zum Zeitpunkt des Interviews Teilnehmerin der *Bonner Stottertherapie.*

Ziele der *Bonner Stottertherapie* sind sowohl ein (möglichst) angstfreies als auch flüssiges Sprechen, was mit einem kombinierten Therapieansatz erreicht werden soll. Zu Beginn der Therapie erfolgt eine umfangreiche, individuelle Diagnostik, an die sich die Vermittlung stotter- und therapierelevanter Informationen anschließt. Im weiteren Verlauf steht zunächst eine Enttabuisierung des Stotterns sowie der Abbau von Angst/Scham und Vermeidung im Vordergrund. Durch Informationen über diverse Vermeidestrategien können die TeilnehmerInnen ihr eigenes Vermeidungsverhalten gezielt identifizieren und bewusst abbauen. Parallel dazu wird das sogenannte „Primäre Stottern" erarbeitet, ein spannungsreduziertes Stottern ohne Mitbewegungen und sonstige Begleitsymptomatik. In der Auseinandersetzung mit Ängsten und Vermeidungsverhalten wird außerdem auf die Konfrontationstherapie aus der Verhaltenstherapie zurückgegriffen. Dabei wird die Technik der massierten Konfrontation (Flooding) eingesetzt (vgl. Kapitel 3.3.1), d. h. die TeilnehmerInnen durchlaufen nach einer gezielten Vorbereitung Kommunikationssituationen mit einem hohen Angstwert so lange, bis die negativen Gefühle deutlich abnehmen. Ergänzt wird dieser verhaltenstherapeutische Anteil der Therapie zudem durch traumasensibles Vorgehen und durch weitere psychotherapeutische Elemente, wie z.B. die Arbeit an den inneren Anteilen (Ego-State-Therapie).

Als Stottermodifikationstechnik wird die sogenannte Stotterkontrolle vermittelt, die auf einem leisen und weichen Stimmeinsatz basiert und bei Erwartung eines Stotterereignisses dessen Auftreten verhindern soll. Damit ähnelt die Stotterkontrolle dem Preparatory Set der Van-Riper-Therapie (vgl. Kapitel 3.3.1). Zur Einübung soll die Stotterkontrolle am ersten Tag bei jedem Wort, am zweiten und dritten Tag bei jedem vierten Wort sowie erwarteten Stotterereignissen und am vierten bis achten Tag bei ca. jedem achten Wort sowie erwarteten Stotterereignissen angewendet werden. Nach dieser intensiven Übungsphase sollen die TeilnehmerInnen dann erwartete Stotterereignisse kontrollieren bzw. die Technik beliebig vorbeugend einsetzen.

Da einige Betroffene eine sehr hohe Stotterhäufigkeit aufweisen und/oder ihnen die frühzeitige Wahrnehmung von Stottern nicht ausreichend gelingt, wird bei entsprechender Indikation (Erfordernis) den TeilnehmerInnen anschließend zusätzlich eine Fluency-Shaping-Technik vermittelt. Diese nennt sich Sprechkontrolle und unterscheidet sich von der Stotterkontrolle durch die durchgängige (dauerhafte) Veränderung des Sprechens. Erlernt wird die Sprechkontrolle zunächst in einem stark verlangsamten Sprechen, bei dem mehrere Aspekte verändert werden. Über strukturiertes Sprechen sollen Äußerungen in sinnvolle Abschnitte unterteilt werden. Zu Beginn jedes Sinnabschnitts wird dann ein weicher Stimmeinsatz und im weiteren Verlauf das prolongierte Sprechen verwendet. Die Phonation (Stimmgebung) erfolgt dabei fast komplett durchgängig, und Artikulationskontakte werden leicht gebildet. Durch diese Sprechtechnik ist in der Regel ein sehr flüssiges und kontrolliertes Sprechen möglich. Nachdem die Technik im Ganzen beherrscht wird, legt die Bonner Stottertherapie großen Wert auf eine individuelle Ausgestaltung der Sprechkontrolle, mit der sich der Betreffende gut identifizieren kann. Insgesamt wird hierbei auf ein Höchstmaß an Natürlichkeit im Sprechen Wert gelegt.

Alle erlernten Inhalte und Techniken werden im Therapieraum, aber auch im privaten und schulischen bzw. beruflichen Umfeld sowie mit Fremden geübt. Diesen Transferübungen innerhalb der Therapiezeit sowie an den Wochenenden und zwischen den Therapiephasen misst die Bonner Stottertherapie hohe Bedeutung zu.

Das Konzept der *Bonner Stottertherapie* wird auch im Rahmen von Fortbildungen vermittelt, so dass es auch im ambulanten Bereich Anwendung findet.

*Beschreibung der Bonner Stottertherapie aus Sicht von Thilo Müller**

Für wen eignet sich diese Therapie?

„Die Therapie ist für alle stotternden Patienten ab 14 Jahren geeignet, die an ihrem Sprechen etwas grundlegend verändern wollen. Es ist schon eine größere Entscheidung, für die Arbeit am Stottern zehn Wochen in die Klinik zu gehen – das macht man in der Regel nicht, wenn man sich durch das Stottern nur wenig beeinträchtigt fühlt. Sowohl der Angstabbau als auch die Erarbeitung eines möglichst flüssigen Sprechens stehen für uns im Vordergrund, und durch das intensivstationäre Setting haben wir die Möglichkeit, in einem großen Umfang daran zu arbeiten – daher eignet sich die Bonner Stottertherapie sehr für Angstpatienten, die große Sprechängste und viel Scham empfinden und

somit sehr an ihrem Stottern leiden. Und die Therapie ist ebenfalls für Patienten geeignet, die in einem vorherigen ambulanten Therapiesetting, z.B. wegen eines starken Stotterns, nicht die für sie notwendige Intensität an Therapie erhalten haben."

Wann ist die Therapie erfolgreich gewesen?

„Die Therapie ist dann erfolgreich, wenn die Patienten in allen relevanten Lebensbereichen mutig, selbstbewusst und angstfrei kommunizieren können und sich somit ihre Lebensqualität erhöht. Die Patienten sollen durch die Therapie mehr Kontrolle im Stottern und Sprechen erhalten und dies intensiv auf alle Lebensbereiche übertragen können. Für uns gilt der Grundsatz: 'Die Therapie entscheidet sich außerhalb des Therapieraums'. Es ist immer schön und gut, wenn die Umsetzung von Techniken im Therapieraum klappt, aber häufig ist es so, dass alles zusammenbricht, wenn die Praxis- oder Kliniktür zugeht und es in den Alltag hinausgeht. Dabei ist es immens wichtig, dass es auch zuhause funktioniert, in der Familie, mit Freunden, in der Schule, am Arbeitsplatz, in der Freizeit. Natürlich gibt es immer den ein oder anderen Bereich, wo die kommunikativen Anforderungen sehr hoch sind – dann bleibt es für einige Patienten vielleicht schwieriger, die Therapieinhalte umzusetzen. Aber grundsätzlich geht es darum, sich ein hohes Maß an Sprechflüssigkeit zu erarbeiten und möglichst angstfrei und selbstbewusst sprechen zu können. Dazu zählt eben auch ein selbstbewusster Umgang mit der am Ende verbleibenden Stottersymptomatik, weil eine komplette Heilung im Alter ab 14 Jahren sehr unrealistisch ist."

Wie wird mit Rückfällen umgegangen oder damit, dass der gewünschte Therapieerfolg ausbleibt?

„Grundsätzlich gehören Rückfälle zur Stottertherapie dazu – je nach Definition hat so ziemlich jeder Patient nach der Therapie einen Rückfall. Wir bieten ein gutes und fundiertes Nachsorgeprogramm an. Bei uns ist nach einem Jahr die zweite Nachbetreuung zu Ende und die Therapie abgeschlossen – das heißt aber nicht, dass wir uns nicht weiter um die Patienten kümmern. Wir bieten einmal wöchentlich eine kostenlose Skype- bzw. Zoomrunde an – dort kann sich jeder einwählen, der an unserer Therapie teilgenommen hat. Online werden aktuelle Alltagsprobleme aufgearbeitet. Wir bieten den Patienten ebenfalls an, uns anzurufen und zu kontaktieren, wenn akute Probleme entstanden sind. Zwischen Weihnachten und Neujahr bieten wir Refreshertage an, an denen

ehemalige Patienten teilnehmen können. Falls ein Rückfall ein größeres Ausmaß hat und der betroffene Patient eine intensivere Auffrischung braucht, können wir eine Zusatznachbetreuung bei der Krankenkasse beantragen und dann ist eine umfangreichere Auffrischung ebenfalls möglich. Wir legen also einen großen Wert darauf, die Patienten auch noch nach Therapieende intensiv zu betreuen. Stottertherapie ist ein Langzeitprojekt, und jede Stottertherapie muss sich daran messen lassen, wie langfristig gearbeitet wird, um den erarbeiteten Stand aus der Therapie halten zu können.
Wenn Therapieteilnehmer bei uns nicht so wie anfangs gewünscht von der Therapie profitieren, versuchen wir bis zum Schluss dranzubleiben und eine Lösung zu finden. Wenn wir keine Lösung finden sollten, versuchen wir gemeinsam eine andere, passendere Therapie für den Patienten zu finden und verweisen die Therapieteilnehmer weiter. Es gibt nicht die eine Stottertherapie, die allen hilft, daher sind wir sehr dafür, uns mit anderen Therapien zu vernetzen und auszutauschen. Das müssen nicht nur Stottertherapien im klassischen Sinne sein. Dies können, je nach Patienten und Bedürfnissen, beispielsweise auch Psychotherapien sein."

* Thilo Müller ist Betroffener und akademischer Sprachtherapeut. Er arbeitet als Therapeut bei der *Bonner Stottertherapie* und ist Dozent für Redeflussstörungen.

4.3.4 Weitere verhaltenstherapeutische Therapieangebote im Erwachsenenalter

Es gibt zahlreiche Varianten verhaltenstherapeutisch ausgerichteter Stottertherapien für Jugendliche und Erwachsene. In Deutschland überwiegen traditionelle Therapieverfahren, die auf dem Ansatz der Stottermodifikation aufbauen. Deutlich stärker verbreitet als bei Kindern sind intensive Gruppentherapien (zum Teil in Intervallen) für stotternde Erwachsene, die sowohl stationär als auch ambulant angeboten werden. Hier bietet die Broschüre *Stottertherapie intensiv* der Bundesvereinigung Stottern & Selbsthilfe ausführliche Informationen (BVSS, 2022).

Abschließend soll erwähnt werden, dass auch einige (wenige) PsychotherapeutInnen Stottertherapien anbieten und dabei Methoden der Verhaltenstherapie nutzen. Ein weit verbreitetes Konzept, das den kombinierten Verfahren zuzuordnen ist, wurde vom psychologischen Psychotherapeuten Wolfgang Wendlandt entwickelt und wird von LogopädInnen vielfach genutzt (Wendlandt, 2010). Ansonsten liegt jedoch der Fokus bei psychotherapeutischen Therapieangeboten in der Regel, auch aufgrund der Ausbildung von Psychotherapeuten, weniger auf der konkreten Stottersymptomatik und dem Erlernen von Sprechtechniken, als auf dem Umgang mit dem Stottern und dem eigenen Erleben.

5. Ausblick

Stottern und Stottertherapie sind ein dynamisches Feld. Es wird intensiv zu unterschiedlichsten Themen geforscht und es werden immer wieder neue Therapieverfahren und ergänzende Methoden vorgestellt. Es ist nicht zu erwarten, dass in den nächsten Jahren eine Stottertherapie auf den Markt kommt, mit der Stottern geheilt werden kann. Bislang steht auch eine Theorie, die Stottern vollständig und für alle Charakteristika zutreffend erklären kann, noch aus (Natke & Kohmäscher, 2020).

Manchmal erscheint es, als ob neue Therapieverfahren „alten Wein in neuen Schläuchen" anbieten. Die Techniken, mit denen insbesondere flüssiges Sprechen ermöglich werden soll, sind seit langem bekannt, so dass es hier eher um Varianten bekannter Herangehensweisen geht. In Bezug auf Veränderungen der inneren Symptome werden zunehmend Methoden und Verfahren aus der Psychotherapie adaptiert, wie beispielsweise die kognitive Verhaltenstherapie, die Akzeptanz- und Commitment-Therapie sowie Achtsamkeitsübungen (Bloodstein et al., 2021).

Deutlichere Veränderungen in der Stottertherapie sind durch die weltweite Digitalisierung zu erwarten, die durch die Corona-Pandemie beschleunigt wurde. Insbesondere in Australien werden Stottertherapien seit vielen Jahren erfolgreich als Teletherapien angeboten (Lowe, O'Brian & Onslow, 2013). Dabei stehen TherapeutIn und KlientIn während der Therapiesitzung über eine Videoschaltung in Kontakt. Einschränkend merken die Autoren an, dass In-vivo-Übungen nicht gleichwertig umgesetzt werden können und die Online-Therapie hier an Grenzen stößt. Im Zuge der Corona-Pandemie wurde die Online-Therapie seitens der Krankenkassen grundsätzlich als Alternative zu Präsenztherapien erlaubt, so dass auch viele Stottertherapien zumindest zeitweise digital fortgeführt werden konnten. Die Videotherapie soll zukünftig in die Regelversorgung aufgenommen werden, so dass hier weitere digitale Angebote erwartet werden können. In diesem Zusammenhang ist weitere Forschung bezüglich Wirksamkeit, Kosten-Nutzen und angepasster Therapiemethoden erforderlich (Lowe et al., 2013). Neben Videotherapien zeichnet sich bereits jetzt ein Trend ab, Apps zielgerichtet in Stottertherapien einzusetzen, um beispielsweise den Transfer in den Alltag zu unterstützen. Auch Virtual-Reality-Umgebungen, die in der Psychotherapie zur Behandlung von Ängsten bereits eingesetzt werden, könnten zukünftig die Stottertherapie ergänzen (Brundage, Brinton & Hancock, 2016). Außerdem liefern wissenschaftliche Studien aus den letzten Jahren erste Hinweise darauf, dass Verfahren zur nichtinvasiven Hirnstimulation, mit denen bestimmte Bereiche des Gehirns elektrisch angeregt werden, die Effekte von sprechflüssigkeitsfördernden Übungen verstärken (Chesters, Möttönen & Watkins, 2018). Es braucht hierzu jedoch noch weitere wissenschaftliche Erkenntnisse, ob und inwiefern bestimmte Formen nichtinvasiver Hirnstimulation zukünftig ergänzend zu verhaltenstherapeutischen Stottertherapien eingesetzt werden können und sollten.

6. Wie finde ich eine passende Stottertherapie?

Vielleicht fragen Sie sich als Leser dieses Ratgebers nun, wie Sie die passende Stottertherapie für sich selbst, Ihr Kind oder einen Angehörigen finden.

Die logopädische Behandlung bedarf einer ärztlichen Verordnung, seit Januar 2021 ist das die Heilmittelverordnung 13. Diese kann von einem Hausarzt, Kinderarzt, HNO-Arzt, Phoniater oder Neurologen ausgestellt werden. Die Kosten werden in der Regel von der Krankenkasse übernommen. Erwachsene ab 18 Jahren zahlen einen Eigenanteil von 10% der Behandlungskosten sowie eine Gebühr von 10 Euro pro Verordnung („Verordnungsgebühr"). Neben Kindern sind chronisch Kranke und soziale Härtefälle von der Zuzahlung befreit. Die Höhe der Kostenübernahme bei den privaten Krankenversicherungen ist abhängig von dem gewählten Versicherungstarif. Die Kostenübernahme sollte vor Behandlungsbeginn mit der Versicherung abgeklärt werden.

Eine Heilmittelverordnung wird in der Regel über 10 Therapieeinheiten ausgestellt. Eine Therapieeinheit dauert als Einzelsitzung 30, 45 oder 60 Minuten. Je nach ärztlicher Verordnung finden diese Sitzungen 1-3x wöchentlich statt. Mit dem neuen Rahmenvertrag der Krankenkassen von Januar 2021 ist eine höhere Frequenz möglich, wenn dies der Arzt für nötig hält. Die Therapie kann, je nach Verordnung, als Einzeltherapie oder als Gruppentherapie stattfinden. Dabei dauern gruppentherapeutische Sitzungen entweder 45 oder 90 Minuten. Doppelbehandlungen (zwei Einheiten an einem Tag) können als „ergänzende Angaben" zum Heilmittel verordnet werden und können nur dann erbracht werden, wenn sie vom Arzt verordnet wurden.

Im Heilmittelkatalog der Krankenkassen wird eine „orientierende Behandlungsmenge" je Diagnosegruppe empfohlen, bei Redeflussstörungen wie Stottern beträgt sie 50 Einheiten. Die Formulierung „orientierende Behandlungsmenge" soll hervorheben, dass sich der Arzt bei der Heilmittelverordnung an dieser Menge orientiert, aber je nach medizinischem Bedarf des Patienten davon abweichen kann.

Vor Aufnahme einer Stottertherapie sollten man sich erkundigen, ob der/die TherapeutIn spezifische Fortbildungen/Zusatzqualifikationen und Erfahrung in der Stottertherapie hat. Möchte man zu einem spezialisierten Stottertherapeuten (was zu empfehlen ist), kann es insbesondere in Ballungsgebieten zu Wartezeiten bis zum Beginn der Therapie kommen. In der Regel wird jedoch ein erster Diagnostik- bzw. Beratungstermin innerhalb von 14 Tagen nach Anmeldung angeboten. Auch die wünschenswerte Frequenz von zwei Therapieeinheiten pro Woche kann oft nicht angeboten werden. Wegen großer Nachfrage ist häufig nur eine Einheit pro Woche möglich, damit möglichst viele Betroffene eine Therapie erhalten können.

Für nichtambulante Intensivtherapien, die in die allgemeine Versorgungspraxis nicht mit eingeschlossen sind, muss mit den Krankenkassen eine besondere Vereinbarung über die Finanzierung getroffen werden. Dort fallen zusätzlich zu den gesetzlichen Zuzahlungen auch Eigenanteile für die Unterbringung und Verpflegung vor Ort an.

Ihre Entscheidung oder die Entscheidung Ihres Angehörigen für bzw. gegen eine Stottertherapie ist keine einfache, denn es gibt eine Vielzahl unterschiedlicher Angebote, die vielleicht auch schwer auseinanderzuhalten sind. Generell sind alle verhaltenstherapeutisch ausgerichteten Therapieprogramme, die in diesem Therapieratgeber erwähnt wurden, wissenschaftlich fundiert, haben eine lange Tradition bzw. haben sich in Studien als wirksam erwiesen. Allen diesen „seriösen" Therapieangeboten ist gemeinsam, dass sie keine schnelle, einfache Lösung bzw. eine Heilung versprechen. So wünschenswert dies auch wäre, so unrealistisch ist eine simple Lösung für eine so komplexe Beeinträchtigung wie Stottern. Fragen Sie sich stattdessen, was Sie,Ihr Kind oder Ihre Angehörigen am Stottern derzeit am meisten stört bzw. was Sie sich konkret wünschen würden, wenn ein Verschwinden des Stotterns nicht möglich ist. Es gibt nicht die eine Stottertherapie, die für alle wirksam und hilfreich ist, sondern stattdessen fokussieren sich die Ansätze auf unterschiedliche Aspekte des Stotterns (z. B. die Sprechflüssigkeit, die Akzeptanz des Stotterns, die Rolle der Eltern). In einer Befragung von stotternden Erwachsenen stellten Euler, Lange, Schroeder und Neumann (2014) fest, dass diese mit ihren Stottertherapien nach den Ansätzen der Stottermodifikation und des Fluency Shaping ähnlich zufrieden waren und diese als ähnlich wirksam empfanden. Deutlich besser und wirksamer beschrieben sie diese allerdings im Vergleich zu Atemtherapie, Hypnose und unspezifischer Therapie. Fragen Sie also genau nach, wenn Sie sich für eine Stottertherapie interessieren, und lassen Sie sich das Ziel sowie das Vorgehen gründlich erklären! Überprüfen Sie für sich, ob es sich um eine etablierte Stottertherapie nach gängigen Prinzipien handelt, bei der Sie zuversichtlich sein können, dass sie geeignet ist. Auch die Hinweise in Kapitel 3.5 zu Merkmalen einer guten Stottertherapie unterstützen Sie bei der Einschätzung der Qualität des Therapieanbieters. Vertrauen Sie beziehungsweise Ihre Angehörigen hierbei auch Ihrem Bauchgefühl, denn die Qualität der Beziehung zu dem bzw. der TherapeutIn wirkt sich maßgeblich auf den Therapieerfolg aus.

Das Therapieformat kann eine weitere Entscheidungsgrundlage darstellen. Gruppentherapien, die häufig in intensiveren Formaten stattfinden, haben den Vorteil, dass Teilnehmende sich mit anderen Betroffenen austauschen und untereinander üben können. Therapieerfolge stellen sich so in der Regel nach recht kurzer Zeit ein. Allerdings sind diese Angebote örtlich begrenzt und der Alltag muss in der Regel für eine Zeit gezielt unterbrochen werden. Die Rückkehr in diesen Alltag kann dann eine Herausforderung sein, wobei gute Stottertherapien dabei Unterstützung bieten. Ein zunächst weniger aufwändig erscheinendes Therapieformat ist eine ambulante Stottertherapie, die in einer von vielen logopädischen bzw. sprachtherapeutischen Praxen in Anspruch genommen werden kann. Der Alltag läuft in der Regel weiter und Gelerntes kann direkt umgesetzt werden. Allerdings stellen sich Therapieerfolge häufig auch langsamer ein. Wichtig ist bei einer ambulanten Stottertherapie eine gründlichere Überprüfung der therapeutischen Fachkompetenz. In logopädischen Praxen werden viele Störungsbilder behandelt und nur wenige TherapeutInnen sind auf Stottern spezialisiert bzw. haben schon viele stotternde Klienten behandelt. Dies muss kein Nachteil sein, jedoch sollten Sie erfragen, inwiefern die Merkmale einer guten Stottertherapie, wie z. B. der Transfer in den Alltag, der ICF-Bezug und eine strukturierte Nachsorge, bekannt sind und dementsprechend berücksichtigt werden.

Und wenn Sie, Ihr Kind oder Ihre Angehörigen schon eine Stottertherapie begonnen haben, aber nach einer Weile kein gutes Gefühl mehr dabei haben: Nutzen Sie die Beratungsangebote der Bundesvereinigung Stottern & Selbsthilfe e. V., suchen Sie das Gespräch und scheuen Sie sich auch nicht, eine Therapie abzubrechen. Lassen Sie sich, insbesondere wenn die erhoffte Wirkung ausbleibt, nicht einreden, dass der/die PatientIn etwas falsch gemacht und Schuld am Misserfolg hat. Es kann dann einfach sein, dass diese Stottertherapie, evtl. zu diesem Zeitpunkt, nicht das Richtige für Sie, Ihr Kind oder Ihre Angehörigen war. Viele Menschen, die stottern, absolvieren im Laufe ihres Lebens mehrere Stottertherapien und es ist verständlich, dass in unterschiedlichen Lebensphasen auch unterschiedliche Therapieansätze passend sein können.

Wir wünschen gutes Gelingen bei Ihrem Weg!

7. Zum Weiterlesen

Ratgeber für Eltern und Betroffene

Bundesvereinigung Stotterer-Selbsthilfe e.V. (Hrsg.) (2010).
Mein Kind stottert – was nun? Köln: Demosthenes.

Schindler, A. (2012).
Stottern erfolgreich bewältigen – Ratgeber für Betroffene und Angehörige (5. Aufl.). Neuss: Natke.

Schneider, P. (2013).
Stottern bei Kindern erfolgreich bewältigen. Ratgeber für Eltern und alle, die mit stotternden Kindern zu tun haben. Neuss: Natke.

Zückner, H. (2022).
Was tun, wenn ich stottere? Stottern verstehen und managen. Neuss: Natke.

Informationen im Internet

Schneider, P. et. al. (2018).
Patientenleitlinie Redefluss-Störungen: Stottern und Poltern. Version 1. Verfügbar unter: https://register.awmf.org/de/leitlinien/detail/049-013

www.bvss.de
Website der Bundesvereinigung Stottern & Selbsthilfe e.V. mit vielen Informationen rund um Stottern

www.stottern-und-schule.de
Themen-Website mit kompakten Informationen zu Stottern und Schule für stotternde SchülerInnen, Eltern und Lehrkräfte

8. Glossar

ambulant	Bei einer ambulanten Therapie kommt der/die KlientIn ein oder mehrere Male pro Woche in die behandelnde Einrichtung, übernachtet aber bei sich zu Hause.
Anforderungen-Kapazitäten-Modell	Entstehungstheorie des Stotterns, die 1990 von Starkweather, Adams und Gottwald aufgestellt wurde. Das Modell besagt, dass Stottern entstehen kann, wenn die Sprechanforderungen von außen die tatsächlichen Fähigkeiten (Kapazitäten) eines Kindes auf motorischer, kognitiver und linguistischer Ebene übersteigen. Heute wird sie weniger als Ursachentheorie verwendet, sondern vielmehr als Modell, das aufrechterhaltende Faktoren aufzeigt.
Aufrechterhaltende Faktoren	Die aufrechterhaltenden Faktoren gehören zu der multifaktoriellen Theorie. Unter diesen Faktoren versteht man zum Beispiel eine neben dem Stottern bestehende zusätzliche Störung der Sprache. Aufrechterhaltende Faktoren unterstützen das Fortbestehen des Stotterns.
Aufschubverhalten	Aufschubverhalten bezeichnet eine Form der **Sekundärsymptomatik** *(siehe Seite 99)* des Stotterns. Dabei versucht der Sprecher Zeit zu gewinnen, um das Wort, bei dem er Stottern erwartet, doch flüssig aussprechen zu können. Beispiele sind das Einfügen von Pausen, Floskeln, Einschüben (hmm, tja, äh ...), Wörtern oder Satzteilen sowie das Vortäuschen, dass man gerade nicht zugehört hat.
Auslösende Faktoren	Die auslösenden Faktoren gehören zu der **multifaktoriellen Theorie** *(siehe Seite 98)*, die besagt, dass eine Redeflussstörung durch mehrere Faktoren ausgelöst oder hervorgerufen wird. Die auslösenden Faktoren sind dabei Faktoren wie eine Situationsveränderung, ein Umzug, die Scheidung der Eltern oder auch der Tod einer Bezugsperson. Auslösende Faktoren können Stottern nur dann auslösen, wenn dafür eine (genetische) Veranlagung besteht.
Beginnendes Stottern	Beginnendes Stottern beschreibt nach Guitar die dritte Entwicklungsstufe des Stotterns. Sie kann sich im Alter von zwei bis acht Jahren manifestieren. Es kommt vermehrt zu unregelmäßigen und schnellen Wiederholungen und ersten Blockaden. Die SprecherInnen sind sich ihrer Symptomatik bewusst und versuchen ihre Stottersymptome mit Anstrengung vorzeitig zu beenden.

Biofeedback	Bei Biofeedback-Verfahren werden mit technischen Mitteln (z.B. Computerprogrammen) biologische Vorgänge (z.B. Stimmeinsatz) dem Bewusstsein zugänglich gemacht (z.B. visualisiert).
Cancellation (Nachbesserung)	Die Nachbesserung (engl. *cancellation*) ist eine Sprechtechnik der Van-Riper-Therapie. Dabei wird das gestotterte Wort beendet, es wird eine Pause eingelegt und anschließend wird das Wort erneut in verlangsamter Form ausgesprochen.
Desensibilisierung	Die Desensibilisierung ist eine Methode aus der **Verhaltenstherapie** *(siehe Seite 100)*, die in Stottermodifikationstherapien eine wichtige Rolle spielt. Ziel ist es, über eine Konfrontation (z.B. durch Pseudostottern) einen gelasseneren Umgang mit dem Stottern zu erreichen.
Direkte Therapie	Bei einer direkten Stottertherapie wird unmittelbar (direkt) am Stottern gearbeitet. Direkte Therapie hat nur in der Kindertherapie eine Relevanz und bedeutet, dass mit dem Kind offen über das Stottern gesprochen und dass die Arbeit am Stottern transparent gemacht wird.
Disponierende Faktoren	Disponierende Faktoren betreffen eine genetische Veranlagung für Stottern sowie Einflüsse, die vor, während oder kurz nach der Geburt wirken. In multifaktoriellen Theorien sind sie die Voraussetzung dafür, dass Stottern überhaupt entstehen kann.
Einstellung	Wiederholte Gefühle und Gedanken prägen die Einstellung eines stotternden Menschen, also die Sichtweise auf sich selbst und das eigene Sprechen; es kommt zu generalisierten Überzeugungen wie „Ich kann nicht sprechen" oder „Ich bin nichts wert"
Extensive Therapie	Eine extensive Therapie ist eine ausgedehnte (Einzel-)Therapie, bei der sich die Therapiesitzungen über einen längeren Zeitraum erstrecken.
Flooding (massierte Konfrontation)	Flooding (massierte Konfrontation) ist eine Methode aus der psychotherapeutischen Verhaltenstherapie, die zur **Desensibilisierung** *(siehe Seite 96)* gegen Stottern eingesetzt werden kann. Dabei wird der/die KlientIn einem stark angstauslösenden Reiz ausgesetzt und bleibt in der Situation, bis die Angst nachlässt.

Fluency Shaping	Fluency Shaping ist sowohl eine Therapierichtung als auch eine Technik der Stottertherapie. Dabei erlernt der/die KlientIn eine Sprechtechnik in Form einer neuen Sprechweise, bei der Stottersymptome nicht auftreten können.
Grenzwertiges Stottern	Das grenzwertige Stottern bezeichnet nach Guitar die auf normale Unflüssigkeiten folgende Entwicklungsstufe des Stotterns. Diese kann zwischen 1,5 und 6 Jahren auftreten. Kennzeichnend hierfür sind das vermehrte Auftreten von normalen Unflüssigkeiten, Dehnungen und etwas längeren Wiederholungen.
ICF	Die ICF (International Classification of Functioning, Disability and Health) ist ein Klassifizierungssystem, anhand dessen die (evtl. eingeschränkte) Funktionsfähigkeit eines Menschen beschrieben werden kann. Sie ermöglicht eine ganzheitliche Beschreibung der Auswirkungen von Stottern auf eine Person.
Identifikation	Die Identifikation ist die erste Phase in der Van-Riper-Therapie. Dabei erlernt der/die KlientIn, seine/ihre Stottersymptomatik auf eine objektive Art zu erkunden und zu beschreiben.
Indirekte Therapie	Eine indirekte Stottertherapie ist eine Therapieform in der Kindertherapie, bei der entweder die Eltern beraten und trainiert werden oder nicht-stotterbezogene Fähigkeiten des Kindes gefördert werden. Bei einer indirekten Therapie ist das Stottern also nicht direkter Gegenstand der Therapie, sondern soll über Umwege (indirekt) reduziert werden.
Innere Symptome	Innere Symptome (des Stotterns) sind von außen nicht direkt beobachtbar. Es handelt sich um Gefühle und Gedanken, die durch die Erfahrungen mit den Kernsymptomen entstehen. Beispiele: Angst, Scham, Frustration, Gedanken wie: „Ich bin nichts wert."
Intensive Therapie	Eine intensive Stottertherapie zeichnet im Gegensatz zu einer **extensiven Therapie** *(siehe Seite 96)* sich dadurch aus, dass in einem relativ kurzen Zeitraum viele Therapieeinheiten, häufig über den ganzen Tag verteilt, stattfinden.
Intermediäres Stottern	Die vierte Entwicklungsstufe, das intermediäre Stottern, äußert sich nach Guitar vor allem in Blockaden aber auch Wiederholungen und/oder Dehnungen. Die negativen Gefühle des Sprechers nehmen zu. Zusätzlich zum motori-

	schen Begleitverhalten tritt nun auch das situative oder sprachliche Vermeidungsverhalten auf. Diese Phase des Stotterns kann zwischen dem sechsten und dreizehnten Lebensjahr auftreten.
In-vivo	In-vivo-Arbeit meint, dass die im Rahmen der Stottertherapie gelernten Fähigkeiten in Alltagssituation („im Leben") geübt und angewendet werden.
Kernsymptome	Kernsymptome sind die primären Symptome des Stotterns, die bei allen bzw. den meisten Stotternden in unterschiedlicher Ausprägung auftreten. Dazu zählen Blockaden, Dehnungen sowie Wiederholungen. Um die Kernsymptome herum gruppieren sich **Sekundärsymptome** *(siehe Seite 99)*.
Mitbewegungen	Mitbewegungen sind **Sekundärsymptome** *(siehe Seite 99)* des Stotterns. Bei Mitbewegungen ist die Anspannung von Muskeln, die nicht am Sprechen beteiligt sind, erhöht. Mitbewegungen entwickeln sich meist automatisch, um das Stotterereignis zu überwinden.
Modifikation	Die Modifikation ist eine Phase in Therapien nach dem Van Riper-Ansatz. In dieser werden Sprechtechniken zur Vorbeugung bzw. Vereinfachung von Kernsymptomen vermittelt.
Multifaktorielle Theorie	Eine multifaktorielle Theorie beschäftigt sich mit der Ursache des Stotterns und ermittelt hierzu unterschiedliche, z.B. physiologische, psycholinguistische und psychosoziale, Faktoren. Es wird in multifaktoriellen Theorien davon ausgegangen, dass solche Faktoren entweder **disponierend** *(siehe Seite 96)*, **auslösend** *(siehe Seite 95)* oder **aufrechterhaltend** *(siehe Seite 95)* wirken.
Normale Unflüssigkeiten	Normale Unflüssigkeiten kennzeichnen einen unflüssigen **Redefluss** *(siehe Seite 99)*, der noch nicht als gestört gilt und auch bei Normalsprechern auftritt; dazu zählen: einsilbige, langsame Wortwiederholungen, mehrsilbige Wortwiederholungen, Satzteilwiederholungen, Satzumformulierungen, Satzabbrüche, Pausen und Interjektionen; sie können nach Guitar die erste Stufe der Entwicklung von Stottern darstellen.
Preparatory Set	Der Preparatory Set (im Deutschen oft als „vorbereitende Einstellung" bezeichnet) ist eine Sprechtechnik nach Van Riper, die das Auftreten eines Stottersymptoms verhindern soll.

Prolongation	Eine Prolongation ist eine **Modifikations**technik *(siehe Seite 98)*, bei der durch das Aussprechen eines Wortteils in Zeitlupe ein Stottersymptom verhindert wird. Sie ähnelt dem **Preparatory Set** *(siehe Seite 98)* der Van-Riper-Therapie.
Pseudostottern	Beim Pseudostottern werden Stottersymptome absichtlich imitiert, mit dem Ziel, die Angst vor diesen Symptomen zu verlieren und eine bessere Kontrolle über die motorischen Abläufe beim Stottern zu gewinnen.
Pull-out	Der Pull-out ist eine **Modifikations**technik *(siehe Seite 98)*, bei der sich der/die Betroffene durch gezieltes Entspannen der Muskulatur aus einer Blockade herauszieht.
Redeflussstörungen	Eine Redeflussstörung ist eine Störung des Sprechens, die durch ungewollte Unterbrechungen des Sprechablaufs in Form von z.B. Pausen, Wiederholungen und Einschübe ge kennzeichnet ist. Zu den Redeflussstörungen gehören Stottern und Poltern.
Remission	Remission meint das vorübergehende oder dauerhafte Nachlassen von Symptomen, in Bezug auf kindliches Stottern das Verschwinden der Stottersymptomatik. Zu unterscheiden ist die Spontanremission, bei der sich das Stottern ohne therapeutisches Eingreifen zurückentwickelt, von der therapeutisch unterstützten Remission.
Sekundärsymptome	Sekundärsymptome sind die unbewussten und bewussten Strategien und Verhaltensweisen, die sich bei Stotternden als Reaktion auf die **Kernsymptome** *(siehe Seite 98)* entwickeln. Dazu zählen z.B. Aufschubverhalten, Mitbewegungen, Starter und Vermeidungsverhalten.
Starter	Starter gehören zu den **Sekundärsymptomen** *(siehe Seite 99)* des Stotterns. Sie werden unmittelbar vor dem gefürchteten Wort eingeschoben, um die flüssige Aussprache zu erleichtern. Beispiele: Augenzwinkern, Aufblasen der Nasenflügel, Schnappatmung, Schlucken, Husten, Voranschieben eines zusätzlichen Lautes
stationär	Bei einer stationären Therapie verbleiben die KlientInnen über Nacht in der behandelnden Einrichtung.
Stottermodifikation	Die Stottermodifikation ist neben dem **Fluency Shaping** *(siehe Seite 97)* eine Hauptrichtung der Stottertherapie. Sie wird häufig synonym als Van-Riper-Therapie bezeichnet.

Stottertypische Unflüssigkeiten	Stottertypische Unflüssigkeiten umfassen die **Kernsymptome** *(siehe Seite 98)* des Stotterns sowie sprachliche **Sekundärsymptome** *(siehe Seite 99)*. Sie treten in der Regel nur bei stotternden Menschen auf.
Tremor	Ein Tremor ist eine unwillkürliche zitternde Bewegung. Beim Stottern ist der Tremor Teil des Ankämpfverhaltens und zeigt sich oftmals in einem Zittern der Gesichtspartie oder anderer Muskelgruppen in Folge der extrem hohen Anspannung.
Verhaltenstherapeutischer Ansatz	In der Stottertherapie versteht man unter einem verhaltenstherapeutischen Ansatz solche Therapien, die über Prinzipien der Verhaltenstherapie, z.B. Verstärkung oder **Desensibilisierung** *(siehe Seite 96)*, Stottern behandeln.
Vermeidungsverhalten	Beim Vermeidungsverhalten versucht der/die Betroffene, die **Kernsymptome** *(siehe Seite 98)* des Stotterns zu umgehen, indem er/sie sprachlich umformuliert oder das Sprechen in bestimmten Situationen bzw. mit bestimmten Personen scheut.

Adriaensens, S., van Waes, S. & Struyf, E. (2017). Comparing acceptance and rejection in the classroom interaction of students who stutter and their peers: A social network analysis. *Journal of Fluency Disorders, 52*, 13–24. https://doi.org/10.1016/j.jfludis.2017.02.002

Beushausen, U. & Grötzbach, H. (2018). *Evidenzbasierte Sprachtherapie* (2. überarbeitete Auflage). Idstein: Schulz-Kirchner.

Blomgren, M. (2013). Behavioral treatments for children and adults who stutter: a review. *Psychology Research and Behavior Management, 6*, 9–19. https://doi.org/10.2147/PRBM.S31450

Bloodstein, O., Ratner, N. B. & Brundage, S. (2021). *A handbook on stuttering* (6. ed.). San Diego, CA: Plural Publishing Inc.

Boyle, M. P. (2013). Psychological characteristics and perceptions of stuttering of adults who stutter with and without support group experience. *Journal of Fluency Disorders, 38*(4), 368–381. https://doi.org/10.1016/j.jfludis.2013.09.001

Boyle, M. P., Milewski, K. M. & Beita-Ell, C. (2018). Disclosure of stuttering and quality of life in people who stutter. *Journal of Fluency Disorders, 58*, 1–10.

Breitenfeldt, D. H. & Rustad Lorenz, D. (2002). *Stotterer-Selbst-Management-Programm. Das Trainingsprogramm mit der „Ankündigung" als Entlastungsstrategie für jugendliche und erwachsene Stotterer* (M. Engelken, S. Herl-Peters, C. Forstreuter, S. Gülicher, Übers.). Köln: ProLog.

Brundage, S. B., Brinton, J. M. & Hancock, A. B. (2016). Utility of virtual reality environments to examine physiological reactivity and subjective distress in adults who stutter. *Journal of Fluency Disorders, 50*, 85–95. https://doi.org/10.1016/j.jfludis.2016.10.001

Bundesvereinigung Stottern & Selbsthilfe e.V. (Hrsg.). (2021). *Entscheidungshilfe Stottertherapie aus Betroffenensicht*. Zugriff am 23.02.2022. Verfügbar unter: www.bvss.de/fileadmin/user_upload/bvss-seite/11_infomaterial/Entscheidungshilfe_Stottertherapie.pdf

Bundesvereinigung Stottern & Selbsthilfe e.V. (Hrsg.). (2022). *Stottertherapie intensiv*. Zugriff am 01.07.2022. Verfügbar unter: www.bvss.de/stottern/therapie

Bundesvereinigung Stottern & Selbsthilfe e.V. & Deutscher Bundesverband für Logopädie e.V. (Hrsg.). (2008). *Wenn Kinder stottern – Tipps zur Therapeutensuche*. Verfügbar unter: www.bvss.de/stottern/therapie

Chesters, J., Möttönen, R. & Watkins, K.E. (2018). Transcranial direct current stimulation over left inferior frontal cortex improves speech fluency in adults who stutter. *Brain, 141*(4), 1161-1171.

Dell, C. (2000). *Treating the school-age child who stutters: a guide for clinicians*. Memphis (TN): Stuttering Foundation of America.

Deutsches Institut für medizinische Dokumentation und Information (Hrsg.). (2005). *Internationale Klassifikation der Funktionsfähigkeit, Behinderung und Gesundheit. Version 2005*. Zugriff am 20.02.2022. Verfügbar unter: www.dimdi.de/static/de/klassifikationen/icf/icfhtml2005/

Dölle, B., Ezeh, R., Heinemann, A. & Wellings, A. (2010). Die Hamburger Gruppentherapie für stotternde Kinder. Entwicklung eines Praxiskonzepts und dessen qualitativer Evaluation. *Forum Logopädie, 24*(2), 12–19.

Euler, H. A., Anders, C., Merkel, A. & Gudenberg, A. W. v. (2016). Mindert eine globale Sprechstrukturierung wie die Kasseler Stottertherapie (KST) stotterbegleitende negative Emotionen? *Logos, 24*(2), 84–94.

Euler, H. A. & Gudenberg, A. W. v. (2000). Die Kasseler Stottertherapie (KST). Ergebnisse einer computergestützten Biofeedbacktherapie für Erwachsene. *Sprache, Stimme, Gehör, 24*(02), 71–79.

Euler, H. A., Gudenberg, A. W. v., Jung, K. & Neumann, K. (2009). Computergestützte Therapie bei Redeflussstörungen: Die langfristige Wirksamkeit der Kasseler Stottertherapie (KST). *Sprache, Stimme, Gehör, 33*(04), 193–202. https://doi.org/10.1055/s-0029-1242747

Euler, H. A., Lange, B. P., Schroeder, S. & Neumann, K. (2014). The effectiveness of stuttering treatments in Germany. *Journal of Fluency Disorders, 39*, 1–11. https://doi.org/10.1016/j.jfludis.2014.01.002

Euler, H. A., Merkel, A., Hente, K., Neef, N., Wolff von Gudenberg, A. & Neumann, K. (2021). Speech restructuring group treatment for 6-to-9-year-old children who stutter: A therapeutic trial. *Journal of Communication Disorders, 89*, 106073. https://doi.org/10.1016/j.jcomdis.2020.106073

Gandadjaja, S. M. & Weber, A. (2017). *Lebensqualität von stotternden Jugendlichen und Erwachsenen - eine Untersuchung anhand der Bonner Langzeitevaluationsskala zur Lebenssituation Stotternder (BLESS)*. Abschlussarbeit. Universität zu Köln, Köln.

Guitar, B. (2019). *Stuttering. An integrated approach to its nature and treatment* (5. ed.). Philadelphia, PA: Wolters Kluwer Health/Lippincott Williams & Wilkins.

Hansen, B. & Iven, C. (2002). *Stottern und Sprechflüssigkeit. Sprach- und Kommunikationstherapie mit unflüssig sprechenden (Vor-)Schulkindern* (1. Aufl.). München, Jena: Urban & Fischer.

Institut der Kasseler Stottertherapie (Hrsg.). (2021). *Eltern- und Intensivkurse für Kinder von 3-6 Jahren.* Verfügbar unter: www.kasseler-stottertherapie.de/stottertherapie/kinder-von-3-6-jahren/

Interdisziplinäre Vereinigung der Stottertherapeuten e.V. (Hrsg.). (2009). *ivs-Leitlinien.* Zugriff am 23.02.2022. Verfügbar unter: www.ivs-online.de/downloads/ivs_leitlinien.pdf

Iven, C. & Hansen, B. (2014). Palin Parent Child Interaction Therapy (Palin PCI). Ein Konzept für stotternde Kinder und ihre Eltern. *Forum Logopädie, 28*(2), 18–23.

Jung, K., Jassens, F., Golchert, K. & Gudenberg, A. W. von. (2014). Telemedizin in der Stottertherapie. Vergleich einer reinen Präsenztherapie mit einem teletherapeutischen Ansatz. *Spektrum Patholinguistik, 7*, 177–180.

Kelman, E. & Nicholas, A. (2014). *Der Palin PCI-Ansatz. Eine Konzeption zur Therapie frühkindlichen Stotterns* (C. Iven, B. Hansen, Übers.) (1. Auflage). Idstein: Schulz-Kirchner.

Lattermann, C. (2011). Frühkindliches Stottern: Abwarten oder sofort behandeln? Indikatoren für den Therapiebeginn auf der Basis von aktuellen Forschungsergebnissen. *Forum Logopädie, 25*(2), 6–11.

Lowe, R., O'Brian, S. & Onslow, M. (2013). Review of telehealth stuttering management. *Folia Phoniatrica Et Logopaedica, 65*(5), 223–238. https://doi.org/10.1159/000357708

Lutz, C. (2009). Hamburger Workshop für Eltern stotternder Kinder (HAWESK). *Forum Logopädie, 23*(2), 6–14.

Metten, C. (2012). Das Camperdown-Programm. Eine Möglichkeit der Therapie von stotternden Jugendlichen und Erwachsenen. *Forum Logopädie, 26*(2), 12–15.

Miosga, C. (2016). Miteinander sprechen, lernen und forschen im Sommercamp Hannover. Eine Studie zu Auswirkungen der Kombinierten Stottertherapie nach dem Hannover Modell. *Forum Logopädie, 30*(2), 14–21.

Natke, U. (Hrsg.). (2012). *Wissen über Stottern. Aktuelle Informationen für Laien und angehende Fachleute* (1. Aufl.). Neuss: Natke

Natke, U. & Kohmäscher, A. (2020). *Stottern. Wissenschaftliche Erkenntnisse und evidenzbasierte Therapie* (4., vollständig aktualisierte Auflage). Berlin, München: Springer

Neumann, K., Euler, H. A., Bosshardt, H.-G., Cook, S., Sandrieser, P., Schneider, P. et al. (Deutsche Gesellschaft für Phoniatrie und Pädaudiologie, Hrsg.). (2016). *Pathogenese, Diagnostik und Behandlung von Redeflussstörungen. Evidenz- und konsensbasierte S3-Leitlinie, AWMF-Registernummer 049-013, Version 1.* Zugriff am 15.09.2019. Verfügbar unter: www.awmf.org/leitlinien/detail/ll/049-013.html.

O'Brian, S., Onslow, M., Cream, A. & Packman, A. (2003). The Camperdown Program. Outcomes of a New Prolonged- Speech Treatment Model. *Journal of Speech Language and Hearing Research, 46*, 933–946.

O'Brian, S., Carey, B., Lowe, R., Onslow, M., Packman, A. & Cream, A. (2018). *The Camperdown Program Stuttering Treatment Guide,* Australian Stuttering Research Centre. Zugriff am 21.02.2022. Verfügbar unter: www.uts.edu.au/sites/default/files/2021-08/Camperdown%20Program%20Treatment%20Guide%2014%20June2018_mod_20210812.pdf

Ochsenkühn, C. & Frauer, C. (2015). *Stottern bei Kindern und Jugendlichen. Bausteine einer mehrdimensionalen Therapie* (Praxiswissen Logopädie, 3. Aufl.). Berlin, Heidelberg: Springer. https://doi.org/10.1007/978-3-662-43650-9

Prüß, H. & Richardt, K. (2014). Die Bonner Stottertherapie. Ein patientenorientierter Kombinationsansatz für Jugendliche und Erwachsene. *Forum Logopädie, 28*(2), 6–17.

Rapp, M. (2007). Stottern im Spiegel der ICF. ein neuer Rahmen für Diagnostik, Therapie und Evaluation. *Forum Logopädie, 21*(2), 14–19.

Rauschan, W. & Welsch, C. (2012). *ABC-Modell zur Therapie jugendlicher und erwachsener Stotternder* (Das Gesundheitsforum, 1. Aufl.). Idstein: Schulz-Kirchner.

Richter, R. (2022). *Intensive Intervalltherapie Stottern.* Zugriff am 19.03.2022. Verfügbar unter: https://intensive-intervalltherapie-stottern.de/

Richter, R., Freerk, B. & Hearne, A. (2019). Das Lidcombe Therapiekonzept für die Behandlung des frühkindlichen Stotterns. *Sprachförderung und Sprachtherapie in Schule und Praxis.*, 3(19), 134-140.

Sandrieser, P. & Schneider, P. (2015). *Stottern im Kindesalter* (4. Aufl.). Stuttgart: Thieme.

Schneider, P., Euler, H. A., Bosshardt, H.-G., Sandrieser, P. & Neumann, K. (Deutsche Gesellschaft für Phoniatrie und Pädaudiologie, Hrsg.). (2018). *Patientenleitlinie Redefluss-Störungen: Stottern und Poltern zur S-3-Leitlinie „Pathogenese, Diagnostik und Behandlung von Redeflusssstörungen".* Zugriff am 23.02.2022. Verfügbar unter: www.awmf.org/uploads/tx_szleitlinien/049-013p_S3_Redeflusstoerungen_2018-05-abgelaufen_03.pdf

Schneider, P. & Kohmäscher, A. (2022). *Schul-KIDS: Manual zur Therapie stotternder Kinder.* Neuss: Natke.

Schütz, S. (2008). D.E.L.P.H.I.N. - ein anderer Ansatz in der Stottertherapie: flüssig sprechen von Anfang an. *Forum Logopädie, 22*(2), 18–21.

Schütz, S.-M. (2015). Auswirkung der „D.E.L.P.H.I.N.- Therapie" auf die Stottersymptomatik. Eine multiple Fallstudie mit Jugendlichen und Erwachsenen. *Forum Logopädie, 29*(2), 28–31.

Starkweather, C. W., Gottwald, S. R. & Halfond, M. H. (1990). *Stuttering prevention: A clinical method.* Englewood Cliffs, NJ: Prentice-Hall.

Thum, G. (2014). *Stottertherapie bei Kindern und Jugendlichen. Ein methodenkombinierter Ansatz* (1. Auflage). München, Basel: Ernst Reinhardt.

Ude, G.E., Prüß, H., Richardt, K. & Neumann, S. (2016). Die Angst vor dem Sprechen – eine Untersuchung zur Wirksamkeit des Angstabbaus im Rahmen der Bonner Stottertherapie. *Forschung Sprache 2/2016*, 20-35.

Van Riper, C. (2016). *Die Behandlung des Stotterns* (7. Aufl.). Köln: Bundesvereinigung Stotterer-Selbsthilfe e.V.

Walther, C. & Richter, R. (Berufsverband der Kinder- und Jugendärzte e. V., Hrsg.). (2016). *Stottern. Ein Leitfaden für die kinder- und jugendärztliche Praxis.* Verfügbar unter: https://www.bvkj-shop.de/broschuere-leitfaden-stottern.html

Wendlandt, W. (2009). *Stottern im Erwachsenenalter. Grundlagenwissen und Handlungshilfen für die Therapie und Selbsthilfe* (Forum Logopädie, 1. Aufl.). Stuttgart, New York, NY: Thieme.

Wendlandt, W. (2010). *Abenteuer Stottern. Ganzheitliche Wege und integrative Konzepte für die Therapie und Selbsttherapie; ein Praxisbuch* (Reihe Therapie, 1. Aufl.). Köln: Demosthenes.

Yairi, E. & Ambrose, N. (2013). Epidemiology of stuttering: 21st century advances. *Journal of Fluency Disorders, 38*(2), 66–87. https://doi.org/10.1016/j.jfludis.2012.11.002

Yaruss, J. S. & Quesal, R. W. (2004). Stuttering and the International Classification of Functioning, Disability, and Health (ICF): An update. *Journal of communication disorders, 37*(1), 35–52. https://doi.org/10.1016/S0021-9924(03)00052-2

Zückner, H. (2021a). *Intensiv-Modifikation Stottern. Informationen für Patienten und Übungsaufgaben* (2. Auflage). Neuss: Natke.

Zückner, H. (2021b). *Intensiv-Modifikation Stottern. Therapiemanual* (2. Auflage). Neuss: Natke.

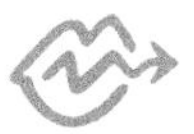

Bundesvereinigung Stottern & Selbsthilfe e.V.

Ich sag's auf meine Weise.

Bundesvereinigung Stottern & Selbsthilfe e.V.

Als gemeinnütziger Verein der gesundheitlichen Selbsthilfe ist es unser vorrangiges Ziel, die Lebenssituation stotternder Menschen zu verbessern:

- **Wir beraten Betroffene und Angehörige, u.a. durch telefonische Beratung bei der Suche nach einer Therapie.**
- **Wir begleiten, unterstützen und koordinieren die Selbsthilfeaktivitäten stotternder Menschen in Deutschland.**
- **Wir bieten Selbsthilfeseminare an, erstellen und verbreiten Infomaterial und veröffentlichen Literatur rund um das Thema Stottern.**
- **Wir klären über Stottern auf: in Schulen, in Unternehmen und in der Öffentlichkeit.**
- **Wir tragen unsere Anliegen in die Öffentlichkeit und verschaffen uns Gehör.**

Sag's auf deine Weise, mach mit!

Egal, ob du stotterst oder nicht und ob du in einer Selbsthilfegruppe aktiv bist oder nicht: Dein Beitrag ist wichtig, denn als gemeinnütziger Verein sind wir auf finanzielle und ehrenamtliche Unterstützung angewiesen. Betroffene, Angehörige, Therapeutinnen und Therapeuten – gemeinsam können wir mehr erreichen.

Spendenkonto
IBAN DE67 3702 0500 0007 1034 00
BIC BFSWDE33XXX
SozialBank AG, Köln

Förderer oder Mitglied werden
bvss.de/mitgliedwerden

Bundesvereinigung Stottern & Selbsthilfe e.V.
Zülpicher Straße 58
Telefon 0221 139 1106 | info@bvss.de | www.bvss.de

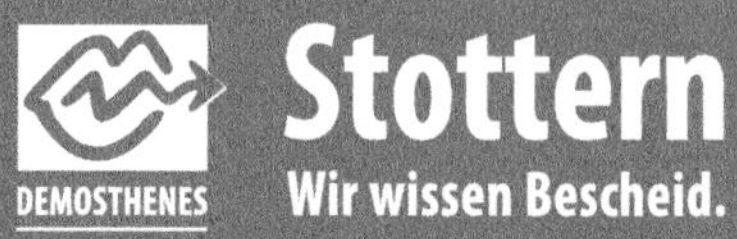

Eine Auswahl von Büchern und Filmen aus dem Demosthenes-Verlag.

Wolfgang Wendlandt

Mein Stotter ABC

Kleingeschriebenes großgeschrieben

2022 | 268 Seiten | ISBN 978-3-921897-94-2

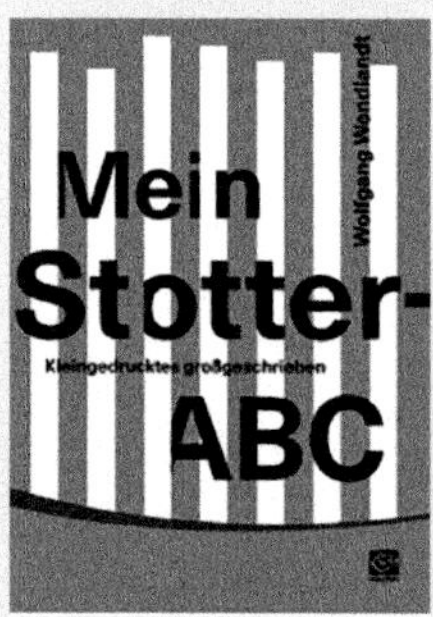

In seinem Stotter-ABC lässt der erfahrene und renommierte Stottertherapeut Wolfgang Wendlandt all sein Wissen und seine Erfahrung in eine Art Lexikon einfließen, in dem die Leserin bzw. der Leser nach Herzenslust und je nach Bedürfnis stöbern kann. Im ABC finden sich neben obligatorischen Schlagwörtern wie Advertising, Pseudostottern oder Rückfall auch unerwartete wie Engelskreis, Lufthoheit oder Schweinehund und erstaunliche wie Geiz, Haut oder Kleist. Auch erfährt man nicht nur etwas über die wünschenswerte Qualifikation der TherapeutInnen, sondern der Autor thematisiert ebenfalls eine Qualifikation der Stotternden.

Im zweiten Teil des Buches finden die Leser:innen 35 Arbeitsbögenmit vielen praktischen Tipps und Übungsvorschlägen. Das Buch ist eine reichhaltige Fundgrube für Stotternde, für TherapeutInnen und alle am Thema Stottern Interessierten.

Wolfgang Wendlandt

Abenteuer Stottern

Ganzheitliche Wege und integrative Konzepte für die Therapie und Selbsttherapie. Ein Praxisbuch

2010 | 240 Seiten | ISBN 978-3-921897-57-7

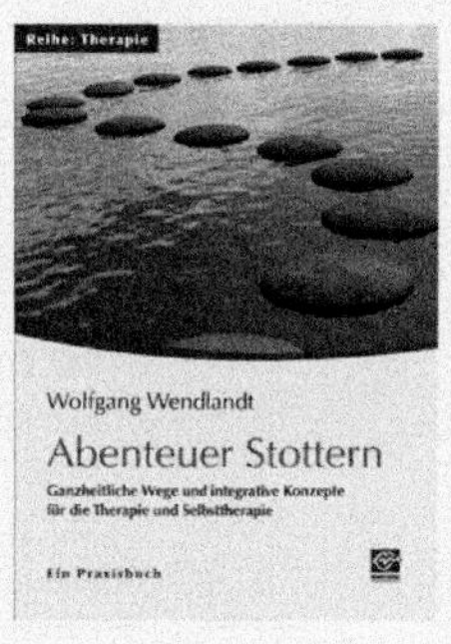

Erstmals stellt der international anerkannte Stotter-Experte Prof. Dr. Wolfgang Wendlandt hier ausführlich ein Programm vor, das neun unterschiedliche Zugangswege zur Veränderung des Stotterns umfasst. Das Praxis-Buch für Betroffene und TherapeutInnen enthält das notwendige Handwerkszeug für eine ganzheitliche und integrative Therapie bzw. Selbsttherapie.

Anhand von Beispielen, therapeutischen Dialogen und Selbstreflexionen von Klienten stellt der Autor das Konzept anschaulich dar. Der Zugang zu einer integrativen therapeutischen Arbeit mit stotternden Erwachsenen wird so maßgeblich erleichtert. Beispiele aus dem Therapiealltag und ein breites Set an Arbeitsbögen machen das Buch zu einer Fundgrube für die Praxis.

Thilo Müller (Hrsg.)

Kein Berg ohne Täler

Rückschläge in der Stottertherapie neu bewerten und nutzen

2016 | 190 Seiten | ISBN 978-3-921897-82-9

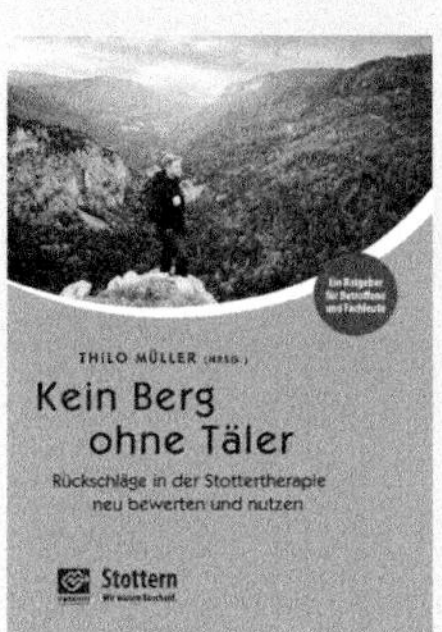

Ein Großteil aller Stotternden hat nach erfolgreicher Therapie bereits einen oder mehrere Rückfälle erlebt. Oftmals fühlen sich Betroffene in so einer Situation allein und ratlos, aber auch Angehörige und Therapeut*innen sehen sich häufig mit vielen Fragen konfrontiert. Bin ich schuld? Hätte ich etwas anders oder besser machen können? Wie geht es jetzt weiter? Ist eine andere Therapiemethode vielleicht besser oder muss man sich mit seinem Stottern einfach abfinden?
Dieses Buch gibt Antworten auf diese und viele weitere Fragen zum Thema Stottertherapie und Rückschläge. Geschrieben von Stotternden und TherapeutInnen richtet es sich an alle, die sich für das Thema Stottern und Rückfall interessieren. Es klärt auf, macht Mut und beschreibt alltags- und praxistaugliche Wege, wie Rückfälle möglichst vermieden oder effektiv aufgefangen und verarbeitet werden können.

Charles Van Riper

Die Behandlung des Stotterns

In-vivo-Arbeit in Stotterer-Selbsthilfegruppen

2016 | 7. Auflage | 268 Seiten
ISBN 978-3-921897-02-7

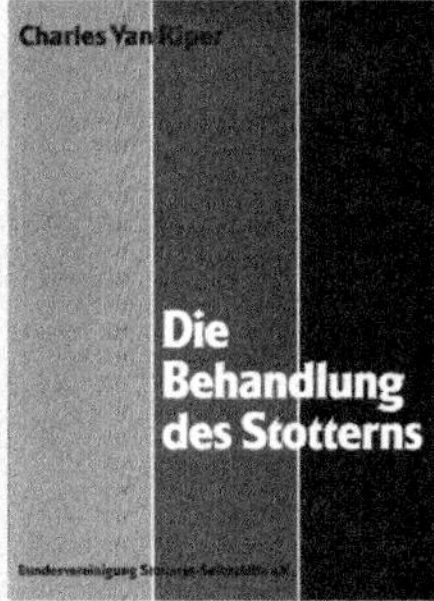

In seinem Buch beschreibt Charles Van Riper die vier Abschnitte seiner Therapie: Identifikation, Desensibilisierung, Modifikation und Stabilisierung. Dabei zeigt er therapeutische Techniken und Prinzipien, die helfen, ein normales Sprechen frei von Sprechängsten zu entwickeln.
Das Fach- und Lehrbuch zur Symptommodifikation ist ein Standardwerk für alle Fachleute, aber auch eine Pflichtlektüre für alle Anhänger von Van Ripers Therapieansatz.
Neben einer neuen Aufmachung enthält die aktuelle 7. Auflage jetzt ein ausführliches Inhaltsverzeichnis und ein zusätzliches Vorwort des Übersetzers Andreas Starke. Inhaltlich ist der Text unverändert.